AF465434

LE LIVRE
DES GOUTTEUX.

SAINT-CLOUD. — IMPRIMERIE DE BELIN-MANDAR.

LE LIVRE

DES

GOUTTEUX,

NOUVELLES ÉTUDES

Sur la Goutte, le Rhumatisme et les Maladies Goutteuses,

PAR MM.

ASTIER (du Puy),

DOCTEUR-MÉDECIN DE LA FACULTÉ DE PARIS,

et

C. LEBEL (de Bourges),

PHARMACIEN DE L'ÉCOLE DE PARIS.

PRIX : 3 FR. ET 3 FR. 50 C. PAR LA POSTE.

PARIS,

FRANCE, LIBRAIRE-ÉDITEUR,

QUAI MALAQUAIS, 15;

ET CHEZ TOUS LES LIBRAIRES DE PARIS ET DES DÉPARTEMENTS.

1845.

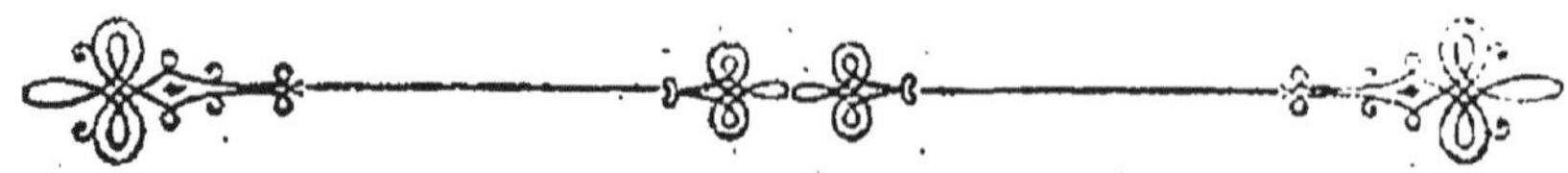

PROLÉGOMÈNES.

On a beaucoup écrit sur la goutte et ses causes, dans tous les temps, et de nos jours le nombre des livres qui traitent de ce sujet est véritablement effrayant.

Il faudrait pour lire tous ces auteurs peut-être une vie d'homme tout entière, et quelle instruction ressortirait encore de cette lecture? Hélas! nous n'en savons rien, tant depuis l'antiquité les médecins sont en contradiction sur cette affection.

Chaque ouvrier apporte son labeur à cette œuvre, l'étiologie de la goutte, labeur spéculatif, temps le plus souvent perdu pour la guérison. Et pendant ces discussions diverses, cette exposition âpre des systèmes opposés, le malade souffre et la science pratique reste stationnaire.

Cependant de nos jours, avec l'esprit d'examen et d'analyse que tant de médecins illustres ont possédé, quels résultats certains n'eût-on pas obtenus dans le traitement d'un grand nombre de maladies, si les esprits n'eussent été poussés vers la coordination d'idées spéculatives, vers l'exposition et la défense de théories systématiques. En effet, jetons un regard en arrière, et nous verrons que les médecins grecs et latins, qui ne connaissaient ni la chimie, ni la physique, ni l'anatomie, étaient aussi avancés que nous le sommes, si même ils ne nous dépassaient pas. Pourquoi? Parce que leur intelligence n'avait pas été détournée de la vérité par les fausses théories et les systèmes nombreux qui se sont combattus depuis cette époque, parce qu'en un mot ils étaient simples observateurs de la nature. Chose digne de remarque, nous verrons encore que leurs sages préceptes sont restés debout, brillants de vérité, et que les médecins qui ont le plus marqué dans ces deux derniers siècles, Vauswieten, Fernel, Sydenham, Barthez, Desault, Bordeu, et tant d'autres, furent aussi ceux qui restèrent plus fidèles aux préceptes des anciens maîtres, Hippocrate et Galien.

Au lit du malade, comme eux ils étudièrent la souffrance, secondèrent les efforts et les crises de la maladie, et formulèrent en corps d'ouvrage grand nombre de doctrines éparses, de doctrines traditionnelles, et le résultat de leurs pénibles travaux, que nous sommes heureux encore de suivre dans mainte circonstance.

Nous avons voulu marcher sur les pas de tous ces anciens maîtres, nous avons étudié attentivement la goutte et les diverses formes de rhumatisme, et si, pour ne pas rester étrangers aux travaux de nos illustres devanciers et de quelques-uns de nos contemporains, nous avons parcouru leurs ouvrages, toujours nous avons quelque peu négligé dans ces ouvrages la partie théorique pour ne nous occuper que du traitement.

Nous avons vu les décompositions profondes des os et des fluides chez les goutteux, les douleurs atroces qu'ils enduraient, et nous avons cherché à *calmer*, *guérir* et *prévenir*, en véritables humoristes que nous étions.

Les solidistes de l'école moderne, qui nient toute altération ou toute surabondance particulière des fluides (*humeurs*) chez les goutteux, ne manqueront certainement pas de nous faire cette objection: Pourquoi les anciens, qui avaient si bien étudié toutes les maladies, ne nous ont-ils pas légué une méthode claire, naturelle, applicable au traitement de la goutte? A cela il nous serait facile de répondre qu'un grand nombre de maladies, quoiqu'elles aient été étudiées avec soin par des hommes éminents, n'ont pas encore trouvé leur spécifique, bien que dans notre opinion la nature et l'analogie doivent offrir un remède à chaque mal; nous nous contenterons seulement de dire à ces interrogateurs, que la goutte, chez les anciens, en Grèce, dans l'Orient, était infiniment plus rare que de nos jours; non point qu'il faille attribuer cette différence à la plus grande régularité de leurs mœurs, à leur continence, à leur sobriété, mais bien parce que leurs coutumes, leurs vêtements n'étaient pas les mêmes que les nôtres.

L'usage de la laine, par exemple, à nu sur le corps, maintenait dans un état perpétuel d'exacerbation, et par suite de transpiration, les pores de la peau; et les bains chauds, les massages journaliers favorisaient la sortie des fluides spécifiques altérés, ou en trop grande abondance, qui auraient pu les obstruer; et encore parce que l'habitude que les anciens avaient de passer du milieu du repas dans le vomitoire empêchait que l'estomac, par une assimilation trop abondante, portât dans la circulation les principes générateurs de la goutte.

Nous savons bien que les causes que nous déduisons ici ne seraient pas suffisantes pour expliquer à la rigueur la moindre quantité de goutteux chez les anciens, et partant le peu de succès des cures entreprises à cette époque; mais de ce qu'il ne nous est pas parvenu, à proprement parler, de méthode curative de la goutte, il ne nous est pas permis non plus de penser un seul instant, en présence de cet aphorisme d'Hippocrate: *Podagram dysenteria solvit,* que ce père de la médecine si profond, si sagace, ait pu ne pas traiter et guérir des goutteux, et que les hommes formés à son école n'aient point guéri à leur tour, dans ces temps reculés, des affections de ce genre. Cet aphorisme donne, suivant nous, la clef de la médication que les anciens employaient contre la goutte, médication pratiquée sur les indications de la nature.

Soulager le malade, avons-nous dit, fut le but constant de nos efforts, comme il est celui de tous les médecins sérieux; et si nous avons parlé en passant de l'esprit de l'école broussaisienne, si nous ne partageons pas sa doctrine, et son amour pour les saignées, la diète absolue, ou les potages, pour les antiphlogistiques, toujours, nous ne révoquons pas en doute du moins son amour pour l'humanité et son ardeur à chercher la vérité; seulement, moins préoccupés qu'elle de théories, de discussions, nous qui n'avions point de système à fonder, mais seulement une méthode naturelle à exposer, nous avons activement traité nos malades.

D'après des indications anciennes, celles rénovées par l'école italienne sous le nom de *contro-stimulisme*, et des idées qui nous étaient propres; reprenant l'usage des médicaments actifs, depuis longtemps dédaignés, et que l'école moderne a justement nommés *substitutifs*, nous avons, sans crainte de faire surgir des complications inflammatoires beaucoup plus rares qu'on ne pense, obtenu des résultats précieux que nous exposerons plus loin. Que si cependant on nous demandait l'explication de cette action spéciale médicamenteuse, nous serions (et cet aveu ne nous fait point rougir) aussi embarrassés de la fournir que de fournir les causes métaphysiques de la goutte, dites *causes efficientes*, subtilités où s'égare la raison en voulant généraliser ce qui souvent est spécial à chaque individu.

Pour nous, comme pour tout médecin qui a dépouillé le manteau du sophiste pour courir après la vérité, les causes d'une maladie, comme les causes de l'action des médicaments, ne doivent être appelées telles et exposées que lorsqu'elles sont palpables, matérielles, et presque aussi tangibles pour le malade que pour le médecin lui-même. Hors de là tout n'est qu'hypothèse plus ou moins proche de la vérité.

En lisant ces quelques lignes, peut-être nous taxera-t-on d'empirisme; nous dédaignons ce reproche. L'empirisme que nous avons pratiqué, que nous pratiquerons toujours, sera d'employer la médication et le régime diététique qui nous sont propres, nous le croyons; médication qui nous a presque constamment réussi; et nous nous estimerions nous-mêmes indignes d'exercer notre noble profession, si nos conseils n'étaient pas toujours ce qu'ils doivent être, appropriés à l'âge, au sexe, à l'ancienneté, à l'intensité, à la diversité de la maladie. En résumé, nous n'avons pas eu, en publiant cet exposé bien court de nos vues, de notre traitement des maladies goutteuses, la prétention de faire un livre *ex professo* sur la matière; peut-être le ferons-nous un jour; nous avons voulu seulement, en présence de l'énorme confusion des idées sur la goutte et sur les maladies dépendantes d'une diathèse goutteuse, résumer, en peu de mots intelligibles pour tout le monde, le résultat de nos expériences et de nos observations.

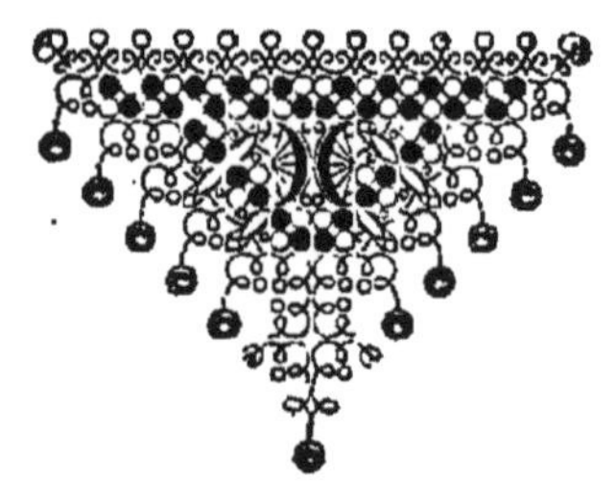

INTRODUCTION.

Comme nous l'avons déjà dit dans nos prolégomènes, la goutte était connue dès la plus haute antiquité. Les auteurs qui ont écrit il y a plus de deux mille ans parlent de la goutte et des difficultés que l'on a trouvées à la guérir. Lucien, cet auteur comique qui vivait à l'époque où les beaux-arts florissaient en Grèce, personnifie la goutte dans une de ses comédies intitulées : *Tragopodagre*, et la fait parler ainsi :

« Qui est-ce qui ne connaît pas la mère des douleurs, l'indomptable Goutte, née pour tourmenter les malheureux mortels? Rien ne peut apaiser mon courroux, ni le sang des victimes immolées sur mes autels, ni la fumée de l'encens, ni les plus riches offrandes; tous les efforts d'Apollon, le médecin des dieux, et ceux de son fils Esculape sont inutiles contre moi. Dans tout temps les hommes ont travaillé à se dérober aux traits de ma colère. Quel métal, quel suc d'herbes, quelle gomme, quelle résine, n'ont-ils pas mis en usage? Mais ils ne font qu'irriter ma colère; aussi je les traite sans miséricorde. »

Ce passage que nous venons de citer de Lucien, le poëte grec, nous prouve que la goutte existait à cette époque, et que les goutteux n'avaient aucun espoir de guérison, malgré les nombreux moyens employés. Depuis plus de deux mille ans, quoique la médecine, comme toutes les autres sciences, ait éprouvé de nombreuses révolutions, nous ne pouvons consigner aucune guérison bien certaine de la goutte, malgré toutes les recherches que nous avons eu la patience d'entreprendre dans les nombreux écrits qui ont été faits depuis cette époque jusqu'à nos jours sur cette terrible maladie. Cependant le diagnostic et les symptômes sont écrits aujourd'hui avec une exactitude parfaite. Sydenham, célèbre médecin du XVIIe siècle, qui a souffert de la goutte pendant plus de trente ans, nous a décrit ces symptômes de manière que tout goutteux doit se reconnaître en lisant cette description si parfaite. Eh bien! Sydenham, qui avait à se traiter lui-même, n'a jamais pu se guérir, et même n'a pas reconnu la véritable nature de la goutte. Cependant son opinion est encore la meilleure des opinions du temps, il y a en elle quelque chose de vrai: il attribue la goutte à une altération des humeurs. Nous laisserons pour le moment cette question à laquelle nous reviendrons en parlant des causes de la goutte, notre but dans cet opuscule n'étant pas de soulever une polémique passionnée sur le sujet, mais bien d'éclairer la question sur la nature de cette maladie, de faire connaître le traitement que nous employons depuis quelques années, et les succès inespérés que nous en avons obtenus dans la goutte et les maladies goutteuses.

« La cure radicale et parfaite de la goutte, disait Sydenham, est une de ces choses cachées dans les mystères de la nature, et je ne sais ni quand, ni par qui elle sera découverte. Néanmoins, après y avoir bien pensé (c'est toujours Sydenham qui parle), je suis porté à croire qu'on découvrira un jour le remède de la goutte. »

Ces paroles de Sydenham ont dû exciter le zèle des médecins qui se sont occupés de cette maladie, et c'est après les avoir lues, les avoir méditées, que nous nous sommes mis à l'œuvre, sans être découragé par l'insuccès de ceux qui avant nous avaient travaillé à guérir cette maladie. En effet, depuis plus de cent ans, que de différents remèdes, que de spécifiques ont déjà été inventés! Le plus grand nombre est resté sans succès; quelques-uns cependant, s'ils n'ont pas atteint le but de l'inventeur du remède, ont eu l'heureuse influence de calmer le mal. C'était déjà quelque chose; mais, à notre avis, ce n'était pas assez. Il fallait, sans se décourager, que des hommes consciencieux, amis de la science et de l'humanité, se livrassent à de nouveaux travaux sur le traitement de cette affreuse maladie. Nous n'avons pas craint d'entreprendre cette tâche longue et pénible, et ce n'est qu'après de nombreuses expériences, qu'après des essais presque toujours heureux, que nous mettons au jour cet opuscule pour faire connaître au public nos vues et notre méthode.

Avant de parler de notre manière de traiter cette maladie, il est important que nous entrions dans quelques détails sur ce que nous entendons par goutte et maladies goutteuses, et que nous décrivions en peu de mots leurs symptômes.

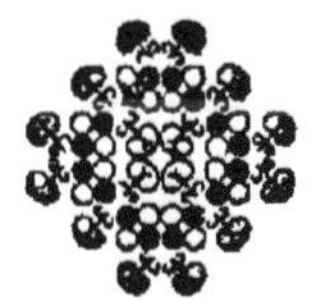

LE LIVRE

DES GOUTTEUX.

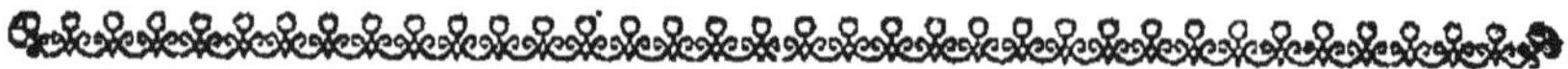

CHAPITRE Ier.

De la Goutte

(Arthritis des modernes).

—

DÉFINITION.

La goutte peut être définie, une inflammation spécifique des parties fibreuses et ligamenteuses des articulations, attaquant presque toujours les gros orteils, d'où elle se porte sur les petites articulations, après avoir donné lieu à divers accidents sympathiques qui ont surtout rapport aux organes digestifs. C'est une affection qui peut être acquise ou héréditaire. Cette inflammation n'est jamais primitive; elle est, selon nous, occasionnée par une altération, un vice des humeurs, dont elle est le résultat.

PRÉDISPOSITION.

Les personnes qui sont prédisposées à la goutte sont celles qui ont la tête grosse, qui sont d'une corpulence pleine, molle et humide. La goutte, dit Sydenham, « attaque le plus souvent les vieillards qui, après avoir passé la plus grande partie de leur vie dans la mollesse, les plaisirs et la bonne chère, dans les excès du vin et d'autres liqueurs spiritueuses, étant ensuite appesantis par l'âge, ont abandonné entièrement les exercices du corps auxquels ils étaient accoutumés pendant leur jeunesse. » L'état qui prédispose le plus à la goutte, c'est l'état militaire. En effet, c'est parmi les anciens militaires que l'on voit le plus grand nombre de goutteux. Mais il n'est pas rare d'en rencontrer dans toutes les professions, surtout dans celles qui n'exigent que peu d'exercice. Cette maladie est très-souvent héréditaire; et les enfants de goutteux, si dans leur vie entière ils n'ont éprouvé aucun accès de goutte, ont des enfants qui n'ont pas moins apporté en naissant une disposition goutteuse, qu'ils transmettent à leurs descendants. Ainsi, dans quelques observations prises aux familles des goutteux, il nous a été donné de voir des fils de goutteux devenir vieux et mourir sans avoir eu la goutte, qui ne se développait que chez les petits enfants. Probablement les premiers l'évitaient par un régime hygiénique. Les personnes que la goutte attaque de préférence sont généralement pléthoriques, grasses. Cependant il y a des exceptions; car des gens maigres en sont souvent atteints, et il y a même des jeunes gens ; mais alors ces jeunes gens sont nés de parents goutteux.

Les premiers accès de goutte se font sentir à l'âge de trente-cinq à quarante ans, rarement avant cette époque, à moins que ce ne soit des gens qui ont abusé de très-bonne heure des plaisirs de la vie.

Les femmes sont beaucoup moins sujettes à la goutte que les hommes, et celles qui en sont affectées ne le sont guère qu'après l'âge critique.

DIVISION.

Nous diviserons la goutte en goutte régulière ou aiguë, goutte irrégulière ou chronique, et goutte larvée.

CHAPITRE II.

De la Goutte régulière

(Arthrite).

DESCRIPTION DES SYMPTOMES PRÉCURSEURS.

Presque toujours les accès s'annoncent par des symptômes précurseurs. Quelque temps avant, il y a chez l'individu qui doit avoir bientôt un accès, un sentiment de bien-être tout particulier, auquel celui qui depuis longtemps est sujet à la goutte ne se trompe jamais. Il est leste, dispos, beaucoup plus gai qu'à l'ordinaire, son appétit est des plus parfaits, le sommeil excellent. Dans ce moment, pour nous servir d'une expression vulgaire, on achèterait la santé à celui qui dans quelques jours doit éprouver de si grandes douleurs. Cet état ressemble assez à ce calme qui précède la tempête, et auquel succèdent des vents impétueux et des torrents de pluie. Ce bien-être qui précède la goutte est suivi d'accidents terribles qu'un malade attentif à sa santé pourrait aujourd'hui prévenir en faisant usage d'un traitement convenable. En effet, après quelques jours de ce bien-être infini, de cette santé parfaite, il survient tout à coup une diminution d'appétit, un sentiment tout particulier de gêne, d'oppression, d'anxiété dans la région épigastrique, une pesanteur dans le ventre, des flatuosités, des renvois, la langue devient sale; il y a un goût pâteux, amer, dans le fond de la bouche, et de la constipation. Le malade éprouve en s'éveillant une lassitude et un malaise tout particuliers. Le travail lui répugne, il a une envie continuelle de bâiller et de s'étirer. Enfin il y a chez lui une grande propension au sommeil qui ne répare plus ses forces. Souvent encore il survient des vomissements bilieux.

DESCRIPTION DES SYMPTOMES DES ACCÈS.

Ces symptômes se font sentir jusqu'au jour qui est la veille de l'attaque; alors l'appétit revient, ainsi que ce bien-être inaccoutumé qui avait abandonné le malade quelques jours auparavant. Il se couche bien portant; mais, au milieu de la nuit, après quelques heures d'un sommeil tranquille, il est réveillé par une douleur vive qui se fait sentir le plus ordinairement dans le gros orteil, quelquefois dans le talon ou dans d'autres petites articulations. Cette douleur est comparée par le malade à une sensation de tiraillement ou de dislocation de l'articulation. Quelquefois il lui semble qu'on lui jette de l'eau bouillante sur la partie souffrante ; d'autres fois, au contraire, c'est la sensation d'une eau très-froide. Souvent il éprouve le même effet que si on lui enfonçait un coin entre les os. Dès le principe, cette douleur, d'abord légère, n'affecte qu'une petite partie ; mais insensiblement elle prend de l'intensité et de l'extension. Il semble alors au malade que les membranes sont violemment tendues ou déchirées. La sensibilité au bout de quelques heures devient souvent telle, que le malade ne peut même endurer le poids de la plus légère couverture, ni supporter les secousses causées par les personnes qui marchent dans l'appartement. Un frisson accompagné de tremblement commence avec l'accès, dure plus ou moins longtemps, et ne cesse qu'au moment où la douleur a pris une grande intensité ; alors le pouls s'accélère, la peau devient sèche et brûlante.

Ces symptômes vont toujours en augmentant pendant toute la nuit et la journée suivante, et la douleur, qui n'a cessé de croître, est arrivée à son plus haut degré d'intensité vers le soir. Le malade s'agite en tout sens, il fait mille efforts pour donner une autre situation tant à tout son corps qu'à la partie affectée; mais c'est en vain qu'il veut chercher du soulagement, l'accès dure vingt-quatre heures, après lesquelles le goutteux éprouve tout à coup un soulagement qu'il ne manque pas d'attribuer à la dernière position qu'il a prise. Il survient une douce moiteur, et le sommeil accourt enfin appesantir les paupières du malade et lui faire oublier les longues souffrances qu'il vient d'endurer. A son réveil, les parties affectées sont excessivement enflées, tandis que, tout le temps de la crise, il n'y avait qu'un gonflement des veines de cette partie. Cette enflure, qui est considérable, est accompagnée d'une rougeur érysipélateuse. La partie malade est dure, tendue, sensible au toucher.

Voilà le premier paroxysme. Mais là n'est pas la fin; car à peine le malade a-t-il eu quelques heures de calme après son sommeil, que la douleur se réveille, et un nouveau paroxysme, semblable à celui qu'il avait eu le jour précédent, se fait sentir, beaucoup moins violent, il est vrai. De nouveaux paroxysmes se répètent ainsi pendant plusieurs jours, toujours en diminuant d'intensité. Ce sont ces différents paroxysmes qui forment un accès; souvent un accès est-il passé, qu'un nouvel accès se fait sentir dans les articulations du membre opposé, avec les mêmes symptômes et les mêmes paroxysmes. Quand le second accès est très-violent, le membre primitivement attaqué cesse entièrement d'être douloureux, et toute enflure y disparaît pour se porter du côté malade. Quelquefois la douleur se fait sentir en même temps et avec la même intensité sur les deux membres opposés dès les premiers jours de la maladie. Mais pour l'ordinaire elle n'attaque les deux pieds que successivement. Après avoir parcouru les articulations des pieds, la goutte se porte à celles des mains. Ce sont ces différents accès qui forment une attaque de goutte. Cette attaque dure ordinairement une quinzaine de jours, après quoi le goutteux revient à une santé presque parfaite jusqu'à une nouvelle attaque.

Les attaques sont d'autant plus éloignées que le malade est affecté de la goutte depuis moins de temps; elles sont chez quelques personnes deux ou trois ans à revenir. Cependant, plus tard, ces attaques reviennent de plus en plus souvent; mais aussi, en compensation, plus il y a de temps que la goutte existe, moins les douleurs ont de violence; toutefois la maladie gagne du terrain; elle attaque alors les grandes articulations, telles que les genoux, les coudes, et pendant l'intervalle des attaques il n'y a plus, comme avant, une santé parfaite. La digestion reste pénible, le malade a souvent des dérangements. Les articulations conservent une douleur sourde, il y reste de l'empâtement et de l'enflure. Peu à peu cette maladie qui ne revenait qu'à des intervalles plus ou moins éloignés, ne quitte presque plus le malade. C'est quand la goutte est arrivée à cet état que nous l'appelons goutte irrégulière; c'est la goutte invétérée, la goutte chronique des auteurs. Nous en décrirons les symptômes dans le chapitre suivant.

Les symptômes que nous venons de décrire, et où tout goutteux peut à peu près reconnaître les souffrances qu'il a éprouvées, ces symptômes, disons-nous, sont d'autant plus violents que la constitution de l'individu est forte, surtout s'il est d'un tempérament sanguin. Quand le tempérament lymphatique prédomine, il n'y a presque pas de fièvre, et les symptômes généraux sont beaucoup moins marqués.

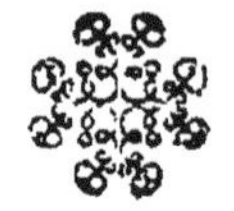

CHAPITRE III.

Goutte irrégulière.

—

DESCRIPTION DE SA MARCHE.

La goutte irrégulière (*goutte chronique, goutte invétérée*) succède le plus souvent à la goutte aiguë, que nous venons de décrire dans le chapitre précédent. Elle en est presque toujours la conséquence; cependant elle débute quelquefois sous cette forme.

Les symptômes sont les mêmes que dans la goutte aiguë; et s'ils sont beaucoup moins violents, ils sont interminables. Les accès durent plusieurs mois, et finissent même par ne plus cesser. Seulement ils ont des temps d'exacerbation. Dans cette forme de la goutte les symptômes généraux se font à peine sentir; il n'y a que fort peu de réaction. Aussi les malades continuent-ils de manger comme à l'ordinaire.

Les douleurs s'exaspèrent à l'approche des orages, sous l'influence des changements de température, après un repas très-copieux, par un mouvement un peu trop violent imprimé au corps, après un accès de colère à laquelle les goutteux sont très-portés.

Les articulations qui sont malades éprouvent diverses altérations qui les déforment d'une manière plus ou moins bizarre. Souvent elle tord les doigts et les rend semblables à une botte de panais, elle les prive de leur mouvement, et forme autour de leurs ligaments des concrétions tophacées qui détruisent la peau et l'épiderme de l'articulation. Quelquefois la matière morbifique se jette sur les coudes et y forme une tumeur blanchâtre qui est presque de la grosseur d'un œuf.

Quand le malade est arrivé à cet état, on lui cause quand on le remue des douleurs intolérables; aussi faut-il apporter pour le soulever de son lit ou le transporter d'un lieu à un autre de grandes précautions.

Les concrétions qui se forment dans les articulations sont appelées *concrétions tophacées, tophus*. Il y a des tophus plus ou moins volumineux. Quand ils ont atteint un certain degré de grosseur, ils finissent par entretenir autour des articulations un état continuel d'irritation, et ils augmentent en grosseur, même dans l'intervalle des accès. Alors souvent, par suite de cette irritation continuelle, il se forme des abcès énormes qui, avant de s'ouvrir, occasionnent des douleurs intolérables au malade, et qui, lorsqu'ils sont ouverts, donnent issue à des flots de sérosité, laissant un ulcère par où s'écoule pendant longtemps du pus qui entraîne avec lui de la matière tophacée. Il y a des goutteux qui en rendent une grande quantité. Chez quelques-uns on peut extraire cette matière tophacée à l'aide d'une incision quand elle est placée sous la peau. Beaucoup de goutteux rendent même par la transpiration une matière calcaire. Bartholin dit avoir vu un homme atteint de la goutte, qui, dans une transpiration très-abondante, rendait par les pores de la peau une très-grande quantité d'un sable calcaire.

Il y a cependant des cas de goutte irrégulière sans concrétions tophacées.

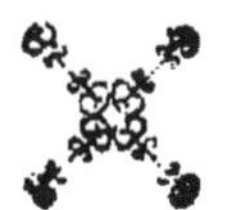

CHAPITRE IV.

Composition des Tophus.

—

Plusieurs chimistes anglais, qui se sont occupés de l'analyse de la matière tophacée, ont trouvé qu'elle était formée d'urate de soude en grande quantité, d'une petite partie d'urate et de phosphate de chaux, et d'une matière animale.

Fourcroy et Vauquelin, qui ont répété ces expériences en France, ont eu le même résultat. Mais, dans ces derniers temps, M. Barruel fils, qui a fait de nouveau cette analyse avec une attention minutieuse, a trouvé que le phosphate de chaux était en plus grande quantité que l'urate de soude. Ces différences tiennent sans doute à la variété des tophus soumis à l'analyse. Nous pensons qu'il n'est pas utile ici de faire part de ces analyses en entier ; nous nous bornerons à dire que le résultat moyen des analyses de concrétions tophacées que nous avons faites est celui-ci :

Sur 100 parties desséchées.

Acide urique.	16,5
Urate de chaux.	5,0
Urate de soude.	5,5
Chlorhydrate de soude.	2,0
S.-phosphate de chaux.	30,0
Matière animale.	16,5
Pertes.	24,5

Tantôt l'urate de soude ou le chlorhydrate de chaux prédominaient, tantôt, mais plus souvent, la chaux phosphatée.

Souvent encore les réactifs décelaient l'acide urique d'une manière toute notable, surtout chez des malades atteints précédemment de gravelle.

CHAPITRE V.

Pronostic et terminaison de la Goutte.

—

Dire que le pronostic de la goutte est fâcheux, ce serait rappeler aux goutteux ce qu'ils savent mieux que nous. Cependant nous ne saurions assez répéter combien les suites de la goutte sont funestes à la santé et au bonheur de l'homme. Tous ceux qui sont menacés de la goutte, ou qui n'en ont encore eu que quelques attaques, ne peuvent s'imaginer quels sont les symptômes fâcheux qui les attendent, de quelle malheureuse position ils sont menacés s'ils négligent d'employer assez tôt les moyens de traitement convenables.

Comme nous l'avons déjà dit, la goutte qui n'a pas été traitée, ou qui n'a eu pour tout traitement que des palliatifs, se termine par des difformités plus ou moins désagréables des articulations, difformités qui metten les malades dans l'impossibilité de pouvoir exécuter par eux-mêmes aucun mouvement. Alors, que l'existence est cruelle pour celui qui, ayant toutes ses facultés, ne peut faire aucun mouvement sans le secours d'autrui! S'il veut se lever, il lui faut plusieurs aides ; s'il veut se mettre à table, il lui faut encore des aides. Quelques-uns même ne peuvent manger seuls ; on est forcé de leur donner la nourriture comme à un enfant qui vient de naître. Ils se sentent le désir de se procurer toutes les jouissances de la vie ; ils ne peuvent contenter leur désir, faute de pouvoir agir.

La mort peut-elle être la suite et la conséquence de la goutte ? Oui ; car très-souvent la goutte, cessant tout à coup de se faire sentir dans les articulations, envahit un organe important à la vie, et enlève le malade en très-peu de temps. Mais la mort n'a rien de cruel pour celui qui éprouve depuis longtemps des douleurs atroces, et qui est privé, faute de mouvement, des plaisirs que la fortune permet. Cependant la mort est la terminaison la plus rare ; car le plus grand nombre arrivent ainsi à une extrême vieillesse, impotents et toujours souffrants.

Ce tableau effrayant que nous venons de tracer de la goutte est l'extrême vérité. Le goutteux, qui dans les premiers temps a négligé les moyens de traitement qui auraient pu prévenir tant de maux, accepte alors tous les remèdes qu'on lui propose, et, outre qu'il est martyr de ses douleurs, il devient encore victime des charlatans qui s'emparent de lui.

CHAPITRE VI.

De la Goutte larvée, ou Maladies goutteuses.

—

Nous appelons de ce nom les maladies qui ont la même cause que la goutte, c'est-à-dire qui sont, comme la goutte, occasionnées par une altération des liquides de notre économie. Les maladies goutteuses ou dépendantes de l'altération des liquides, soit dans leur quantité, soit dans leur composition chimique, ces maladies, disons-nous, sont beaucoup plus nombreuses qu'on pourrait le croire au premier abord, et outre qu'elles ont la même origine et la même cause que la goutte, de plus elles simulent par quelques-uns de leurs symptômes cette cruelle maladie. La seule différence, c'est que leur siége n'est pas le même. Au lieu d'occuper les articulations, le mal se fixe soit à la tête, soit à la poitrine, soit à l'estomac, ou sur quelque autre organe. Tout en faisant connaître au lecteur toutes les maladies que nous reconnaissons comme d'origine goutteuse, nous nous attacherons seulement à décrire les symptômes de quelques-unes, pour faire ressortir la vérité de ce que nous avançons. Quant aux autres, nous ne ferons que les énoncer. La preuve la plus convaincante que ces maladies que nous nommons goutteuses ont la même origine, la même cause que la goutte, c'est que les goutteux en ont été affectés avant d'avoir la goutte, et les ont vues disparaître au premier accès. Souvent aussi ces maladies alternent avec la goutte.

SECTION PREMIÈRE.

DE LA GRAVELLE.

Au premier rang des maladies goutteuses nous placerons la gravelle, qui est une maladie produite par de petites concrétions semblables à du sable, à de petits graviers qui se forment dans les reins, se disséminent dans les voies urinaires (les uretères et la vessie), et sont expulsés avec l'urine. Ces concrétions sont ordinairement composées d'acide urique, d'urate, de phosphate de soude, etc., etc. Ces concrétions en s'accumulant finissent par former des masses compactes qu'on appelle calculs ou pierres. On en trouve dans les reins, et surtout dans la vessie. Ainsi la gravelle n'est absolument que le premier degré des maladies calculeuses ou des pierres de la vessie.

Cette maladie ne se montre guère qu'à l'âge de 40 à 50 ans. Elle se montre souvent dans l'intervalle des accès de goutte, avec laquelle le lecteur a déjà vu qu'il y avait les plus grands rapports, qu'elle alternait.

Outre l'élément, ou cause générale qui produit les maladies goutteuses, elle a les mêmes causes occasionnelles que la goutte elle-même; car, de même que cette dernière maladie, elle n'attaque guère que les gens riches, surtout les grands mangeurs de viande.

Il faudrait, pour décrire cette grande maladie, pour en montrer toutes les phases, un volume entier. Mais notre but dans cet opuscule n'étant pas de parler longuement des maladies dans leur rapport avec la goutte, nous nous contenterons de signaler ce rapport et de décrire les symptômes les plus saillants, pour que le malade, averti assez tôt, puisse, en reconnaissant la maladie qui le menace, y porter un prompt remède. En effet, cette maladie exige toute l'attention du malade et les soins les plus empressés du médecin; car ce sable, en s'accumulant, forme des pierres, qui, par leur contact avec les parois des reins, des uretères ou de la vessie, finissent par causer des maladies graves, qu'il est très-difficile de guérir et même de soulager, telles que des inflammations des reins, de l'uretère ou de la vessie, la rétention d'urine, des abcès dans les reins et dans le périnée, des fistules urinaires, un pissement de sang, etc.

SYMPTOMES.

Il y a un grand nombre de personnes qui, dans le commencement de la maladie, n'éprouvent ni gêne, ni douleur, mais seulement un sentiment d'ardeur pendant l'émission des urines, qui déposent au fond du vase un grand nombre de graviers de différentes couleurs. C'est alors qu'un homme prudent, qui tient à sa vie et au bonheur que procure la santé, doit prendre des précautions pour guérir une cruelle affection, dont le traitement exigerait plus tard une opération pénible et souvent même mortelle par les dégénérescences arrivées dans les organes qui contiennent les calculs. En effet, s'il a négligé les moyens hygiéniques et médicamenteux qui conviennent à cette maladie, dès que les premiers symptômes que je viens d'annoncer se feront sentir, il ne tardera pas à éprouver de grandes douleurs produites par l'expulsion des sables, graviers ou pierres. Outre que ces douleurs sont violentes, elles sont précédées et accompagnées d'un malaise général et d'une pesanteur pénible dans la région lombaire. Plus tard encore la fièvre s'empare du malade, qui ressent des douleurs aiguës dans les reins, les uretères; il y a suppression d'urine, ou elle est teinte de sang. On conçoit facilement qu'alors il ne doit plus y avoir de sommeil pour le malade, dont toutes les fonctions sont troublées et dont l'anxiété est extrême. Cette position pénible dure souvent des semaines, et le malade n'éprouve de soulagement qu'après l'expulsion de sables abondants. Ces symptômes cessent pour reparaître au bout de quelques mois, souvent au bout de quelques années; mais plus la maladie est ancienne, plus ils sont rapprochés.

Les graviers qui se déposent au fond du vase ont les plus grands rapports avec ceux qui se forment dans les articulations chez les goutteux. En effet, le plus grand nombre des graviers sont formés d'acide urique, d'urate de chaux, de phosphate, matières qui entrent aussi dans les concrétions des goutteux. Nous pensons qu'il suffit du peu que nous venons de dire pour prouver au lecteur que la goutte et la gravelle ont les plus grands rapports entre eux, soit dans leurs symptômes, soit dans leurs causes, soit dans leur nature.

SECTION II.

DE L'ASTHME.

L'asthme est une difficulté de respirer, revenant par attaques, dans l'intervalle desquelles la respiration est quelquefois tout à fait libre. Il ne faudrait pas confondre cette difficulté de respirer avec celle qui est le symptôme d'une affection du cœur ou d'une affection de poitrine; car nous n'entendons établir une ressemblance avec la goutte, qu'entre la dyspnée de l'asthme, qui est intermittente comme la goutte, et dont les accès, revenant tous les soirs pendant quelques jours, forment, par une série d'accès, une attaque entière. Ces accès reparaissent au bout de quelques mois, et, comme la goutte, à des intervalles d'autant plus rapprochés, que le malade en est depuis plus longtemps affecté. La difficulté de respirer, qui est le symptôme d'une affection du cœur ou d'une affection de poitrine, n'est pas, comme celle de l'asthme, intermittente. Elle est continuelle, et, quoique par moments le malade éprouve un peu de calme, elle n'en existe pas moins.

Examinons avec attention quels sont les symptômes de l'asthme et les rapports qu'ils ont avec ceux de la goutte.

Dans l'asthme il y a comme dans la goutte quelques symptômes précurseurs, plénitude et gonflement de l'estomac, éructations nombreuses quelques jours auparavant. Comme dans la goutte, la veille de l'accès le sujet a un appétit plus grand qu'à l'ordinaire. Il se couche bien portant, mais à peine a-t-il dormi quelques heures qu'il est réveillé en sursaut par une oppression, une difficulté de respirer dont la violence le force à se lever, à chercher de l'air qui lui manque; il lui semble qu'il va mourir suffoqué ; on voit le pauvre asthmatique rassembler ses forces pour dilater sa poitrine, saisir les corps qui l'environnent, renverser sa tête en arrière, afin que les muscles chargés de l'élévation des côtes, puissent trouver un point d'appui plus solide. Les inspirations sont brusques, presque aussitôt interrompues. Le malade demande d'une voix brève et entrecoupée qu'on lui donne de l'air frais. Cette constriction insurmontable qui l'oppresse et s'oppose à la libre entrée de l'air, le plonge dans une anxiété et une agitation extrêmes. Il ne peut ni tousser, ni cracher, ni éternuer, ni parler librement. Les yeux sont brillants et paraissent sortir de l'orbite; le visage est pâle, livide ou tuméfié. Cet accès, qui dure trois ou quatre heures, se dissipe quand le jour paraît. Peu à peu la respiration devient plus libre, le malade peut tousser et parler facilement; il rejette en cet état des crachats d'un gris perle, légèrement visqueux, s'épaississant peu à peu, et présentant quelquefois une couleur blanche, jaune ou verdâtre. Alors le malade se couche, et malgré la fatigue qu'il éprouve dans les muscles de la poitrine, il ne tarde pas à s'endormir. L'accès reparaît le plus souvent la nuit suivante et pendant quelques nuits de suite.

Les rapports que l'on peut trouver entre l'asthme et la goutte sont nombreux. D'abord n'est-ce pas la même intermittence? Si les symptômes ne sont pas entièrement les mêmes, c'est que le siége du mal n'occupe plus la même place. Mais, nous dira-t-on, dans la goutte il se forme une tuméfaction de l'articulation, et de plus il y a un dépôt de matière calcaire, des tophus; dans l'asthme y a-t-il quelque chose de semblable? Dans la goutte les matières qui sont sécrétées des liquides altérés ne peuvent être expulsées, elles sont forcées de se déposer dans les articulations, où s'accumulant elles augmentent de volume et causent de l'inflammation, tandis que dans l'asthme il existe vers la fin de l'accès une expectoration très-abondante de crachats. Mais ces crachats, et c'est là le point de contact avec la goutte, conservés pendant quelque temps dans un vase, déposent une matière blanchâtre, lequel dépôt soumis à l'analyse nous a donné pour résultat, entre autres matières, du phosphate de chaux. Si ce phosphate de chaux ne s'est pas déposé dans les bronches, siége de l'asthme, c'est qu'il a pu être facilement expulsé, contrairement à ce qui arrive dans la goutte.

M........., homme de lettres, âgé de cinquante ans, demeurant à Paris, rue d'Enfer, asthmatique depuis dix ans, vint nous consulter en 1843. Nous le priâmes de nous garder ses crachats, lesquels furent soumis à notre analyse; nous obtînmes de ces crachats une notable quantité de phosphate de chaux et un résidu de matière animale. Ce résultat que nous avons eu occasion de vérifier un grand nombre de fois depuis cette époque, nous a pleinement confirmés dans notre opinion, que la même cause qui produisait l'asthme produisait la goutte. D'ailleurs combien de goutteux ont vu la goutte succéder à l'asthme. Nous avons soumis tous les asthmatiques qui nous ont consultés au même traitement que nous faisons suivre aux goutteux, et nous avons toujours obtenu du succès, c'est-à-dire guérison dans la plupart des cas.

Quand nous parlerons du traitement, nous ferons connaître au lecteur les guérisons obtenues, et les moyens que nous avons employés.

SECTION III.

DE LA MIGRAINE.

La migraine est une affection nerveuse toujours produite par une altération des sucs gastriques ; c'est l'estomac qui digère trop lentement, et dans lequel il se forme des matières glaireuses et acides (*Tissot*). Cette maladie, comme la goutte, se transmet par hérédité. Ainsi que dans la goutte, la veille il y a augmentation d'appétit. Elle a pour symptômes une douleur variable dans son siége et dans son intensité. Cette douleur commence à se faire sentir le plus souvent le matin en se réveillant. Dans le courant de la journée elle prend de l'intensité, et vers le soir elle est si forte qu'elle est insupportable au malade, qui ne peut entendre aucun bruit, ni supporter aucun travail, jusqu'à ce qu'un sommeil réparateur vienne mettre un terme à cette douleur, dont la durée est toujours de vingt-quatre heures. La douleur est vive, brûlante, pongitive; elle se propage par irradiations jusqu'aux dernières ramifications d'un nerf. Souvent, après vingt-quatre heures, cette douleur qui ne s'était fait sentir que d'un seul côté de la tête, cesse tout à coup de ce côté pour se porter du côté opposé. Avec la même intensité elle se réveille le lendemain comme le jour précédent, et ne cesse qu'après le même laps de temps. Pendant toute la durée de l'accès le malade a le système nerveux très-irritable, et ne peut s'empêcher de bâiller, de s'étirer. Il a tous les aliments en horreur, éprouve constamment des nausées, des envies de vomir, crache sans cesse, et souvent finit par vomir, ce qui le soulage beaucoup. Les matières du vomissement ainsi que les crachats sont composés d'un liquide blanchâtre, visqueux, semblable à celui que rejettent les asthmatiques à la suite de leurs accès. La même pensée qui nous avait porté à analyser les crachats des asthmatiques, nous a porté à examiner les crachats des personnes qui avaient la migraine. Ces crachats, qui étaient très-acides, nous ont fourni une grande quantité de sels calcaires, de l'acide libre, matières qui se trouvent en partie dans les tophus de la goutte. Par conséquent on est bien en droit de penser que la même cause qui produit la goutte doit produire la migraine, et qu'un traitement identique peut être donné dans ces maladies. Que de nombreuses observations nous pourrions citer de gens qui ont vu des accès de goutte succéder à des migraines dont l'existence datait de plusieurs années et dont la réapparition était périodique.

SECTION IV.

DE L'APOPLEXIE.

On appelle apoplexie une affection cérébrale caractérisée par un épanchement de sang dans le cerveau, soit qu'il n'y ait qu'une congestion, ou une hémorragie dans ce viscère. Cet épanchement de sang est suivi d'une paralysie soudaine, spontanée, plus ou moins complète, plus ou moins étendue, du sentiment et du mouvement dans une ou plusieurs parties du corps, et quand l'hémorragie est considérable, elle est presque toujours suivie d'une mort soudaine.

D'après la définition de cette maladie, dont la violence si redoutable entraîne une mort subite, ou met l'individu qui en est atteint dans un état voisin de la mort, en le privant de ses mouvements et de son intelligence, on ne saurait assez dire et répéter à certaines personnes qu'avec des précautions, un régime et un traitement préventifs, elles pourraient facilement empêcher la maladie qui les menace.

Combien de gens bien portants la veille ont été trouvés morts le lendemain, combien d'autres ont été subitement paralysés et privés de leurs mouvements, souvent de la parole, et même de l'intelligence, qui seraient aujourd'hui pleins de santé, s'ils avaient voulu s'astreindre à un régime sévère et faire usage de quelques précautions utiles et essentielles.

Ceux qui sont indifférents au soin de leur santé, et qui se croient hors de toute atteinte de maladie pour longtemps, parce qu'ils sont gros et gras, gais et bien portants, doivent quitter cette insouciance funeste dès qu'ils s'aperçoivent des symptômes suivants : en effet on doit penser qu'une attaque d'apoplexie n'est pas éloignée quand on se sent pris de vertiges, d'étourdissements, de tintements d'oreilles, surtout si l'individu est pléthorique, a le cou court et a passé l'âge de 40 ans; quand à ces premiers symptômes se joignent les suivants : douleurs de tête, penchant au sommeil, affaiblissement de la vue, embarras dans la prononciation, affaiblissement des membres, fourmillement, inquiétudes. Si quelqu'un éprouve plusieurs, ou même un seul de ces symptômes, il doit tout faire pour éviter une attaque d'apoplexie qui ne peut tarder d'arriver.

L'apoplexie, la congestion cérébrale dépendent d'un état général de l'économie, état général produit par un sang lourd, épais, trop chargé en fibrine, par conséquent vicié dans sa nature. Cet état général, dû à une alimentation souvent déréglée, eu égard aux besoins, s'il ne produit pas l'apoplexie, peut produire le rhumatisme ou la goutte, ou d'autres affections excessivement graves.

SECTION V.

DE LA SURDITÉ.

La surdité est presque toujours le symptôme d'une maladie de l'oreille ou du cerveau; mais très-souvent elle est aussi occasionnée par un état de pléthore générale, ou bien elle est l'effet d'une maladie qui s'est répercutée vers l'oreille, telle que les dartres, la goutte elle-même, le rhumatisme et les hémorroïdes qui sont supprimées. D'autres fois la surdité dépend de concrétions qui se forment dans la caisse du tympan. Il est facile de s'apercevoir par ce que nous venons de dire que la surdité reconnaît dans ce dernier cas, plus fréquent qu'on ne pense, la même cause générale que la goutte et le rhumatisme; aussi nous ne faisons aucune difficulté pour la ranger au nombre des maladies que nous nommons goutteuses, d'autant plus que les sourds soumis à un traitement analogue à celui de la goutte en ont éprouvé de bons effets. Un exemple à citer fort curieux, que nous puisons dans nos observations particulières, est celui qui suit.

M......, employé, affecté de dureté de l'ouïe

depuis l'âge de 20 ans, ſut pris de la goutte à l'âge de 45 ans. Les attaques de goutte reviennent au printemps et en automne, et chaque fois qu'il est retenu au lit par ses accès, il entend parſaitement, mais l'ouïe redevient dure dès que la goutte a cessé de le tourmenter.

Nous rangerons encore au nombre des maladies goutteuses, les hémorroïdes, les dartres, l'érysipèle, toutes les névralgies, soit de la face, ou de toute autre partie du corps, l'expérience nous ayant appris que dans la plupart des cas ces maladies devaient leur principe à un vice d'origine goutteuse, dont plus bas nous tâcherons d'expliquer les causes, en même temps que le mode de curation.

CHAPITRE VII.

Du Rhumatisme et des maladies rhumatismales.

On entend par rhumatisme, une affection décelée par des douleurs plus ou moins violentes, siégeant tour à tour dans les fibres musculaires, les membranes séreuses, surtout celles des articulations, dans les tendons et les ligaments. Ces douleurs, qui parfois s'accompagnent d'un mouvement fébrile, suivant le siége de la maladie, s'exaspèrent toujours sous l'influence des vicissitudes atmosphériques.

Le rhumatisme, malgré la description qui en est donnée par Hippocrate, Gallien et Arétée, qui connaissaient parfaitement cette maladie, a été confondu avec la goutte par les médecins du moyen âge. Il n'y a guère plus d'un siècle que ces deux maladies ont été distinguées l'une de l'autre. De même que pour la goutte, il y a une foule de théories. Cependant, comme dans la goutte, les médecins sont presque tous d'accord pour reconnaître à cette affection deux éléments, l'un de nature inflammatoire, l'autre d'une nature miasmatique. Ce dernier est un élément général, que les uns ont attribué à un état d'atonie, d'autres à un état d'irritation, ceux-ci aux spasmes, ceux-là au relâchement des tissus; on l'a encore attribué à l'épaississement de la lymphe, à l'épaississement du sang, ou bien à un virus, ou à un principe rhumatismal.

Que ce soit un virus, un principe rhumatismal, un épaississement du sang ou de la lymphe, que nous importe? Ce qu'il est essentiel de savoir, c'est que le rhumatisme, comme la goutte, n'est pas une inflammation simplement locale, mais bien une affection dépendante d'une cause générale, dont l'individu est affecté. Cette cause est sans aucun doute une altération, un vice des liquides de notre économie.

Le rhumatisme peut se diviser en rhumatisme articulaire et rhumatisme musculaire ou fibreux, suivant qu'il attaque les articulations ou les muscles. Le rhumatisme musculaire prend différents noms, suivant le siége où est située la douleur.

Le rhumatisme articulaire se divise lui-même en rhumatisme articulaire aigu et rhumatisme articulaire chronique.

SECTION PREMIÈRE.

RHUMATISME ARTICULAIRE AIGU.

Le rhumatisme articulaire aigu a les plus grands rapports avec la goutte, maladie avec laquelle il a été longtemps confondu; il en diffère en ce qu'il ne s'empare que des grandes articulations, tandis que la goutte à son début ne se fait sentir que dans les petites, et commence par le gros orteil. Le rhumatisme est beaucoup plus mobile que la goutte, et se transporte beaucoup plus facilement d'une articulation dans une autre. Le rhumatisme paraît moins limité que la goutte aux parties ligamenteuses et fibreuses; il s'étend davantage sur les parties environnantes. La douleur du rhumatisme est beaucoup moins violente que celle de la goutte. Mais une autre différence qui existe entre ces deux maladies, c'est que la goutte ne se fait guère sentir avant l'âge de 40 ans, tandis que le rhumatisme attaque tous les âges et tous les sexes.

SYMPTOMES.

Les symptômes du rhumatisme articulaire aigu ont de grandes ressemblances avec ceux de la goutte. Il y a comme dans la goutte des symptômes généraux qui précèdent l'inflammation locale. Après quelques jours de malaise, il survient un frisson, accélération et plénitude du pouls, soif vive, chaleur de la peau, pesanteur de tête et sentiment de fatigue dans tous les membres. Quelquefois, 24 heures seulement après ce malaise, une forte douleur se manifeste dans une ou plusieurs articulations. Cette douleur est suivie de gonflement et de tension de la peau de la partie malade, qui est chaude et prend une teinte rosée. Les mouvements de l'articulation deviennent de plus en plus difficiles. Plusieurs articulations se prennent à la fois, et le malade est cloué dans son lit, sans pouvoir faire aucun mouvement. Il n'y a plus alors de sommeil ni de repos pour le malade, qui est obligé de réclamer les secours d'autrui pour uriner, pour boire, ou pour faire essuyer la sueur qui inonde son visage. Cet état dure souvent six semaines, durant lesquelles il n'y a que des instants fort courts de calme et de repos.

L'inflammation se déplace avec une rapidité étonnante d'une articulation à l'autre. Quelquefois en quelques minutes la douleur et le gonflement cessent entièrement dans une articulation pour se porter immédiatement dans une autre qui n'était pas encore malade et s'y faire sentir avec une intensité effrayante et nouvelle.

Les symptômes généraux continuent à se faire sentir pendant longtemps ; irréguliers dans leur marche, ils présentent des alternatives continuelles d'exacerbation et de rémittence; car le malade, qui avait la face colorée, les yeux rouges, la tête douloureuse, la soif vive, le pouls plein et dur, les urines épaisses et troubles, quelques heures après au contraire a le facies pâle, la tête calme, plus de soif, la peau couverte de sueur, le pouls plus mou, et son urine, qui est excrétée sans douleur, laisse déposer un sédiment rougeâtre ; puis, si on le revoit encore au bout de quelques instants, on retrouve que les premiers symptômes ont reparu. Ces alternatives d'exacerbation et de rémittence se montrent chez quelques malades plusieurs fois dans une même journée. Les symptômes qui n'éprouvent pas de variations sont les suivants. Il y a pendant tout le cours de la maladie perte d'appétit, la langue est continuellement recouverte d'un enduit muqueux, enfin il y a constipation opiniâtre et cruelle insomnie. Si le malade vient à sommeiller, il est presque aussitôt réveillé par les douleurs, qui sont toujours provoquées par les mouvements qu'il croit exécuter en rêvant.

La durée moyenne du rhumatisme articulaire aigu est de six semaines. Il n'est pas rare de le voir durer deux, trois, quatre et même cinq mois, surtout quand on a employé un traitement peu convenable. Nous pouvons dire en avoir abrégé souvent la durée, par l'emploi continu de notre mode de traitement avec les modifications, suivant l'âge et le tempérament de l'individu.

Quand les symptômes généraux ont cessé, les symptômes locaux persistent quelquefois très-longtemps encore, mais la douleur est bien moins intense, le gonflement diminue de jour en jour. La maladie se termine le plus souvent par une résolution complète, en laissant les membres dans un état de maigreur et de faiblesse qui ne se dissipe qu'à la longue et par l'exercice, et le malade revient peu à peu à une santé parfaite. Mais souvent, et ce n'est pas rare, surtout quand on a employé un traitement peu rationnel, le rhumatisme passe à l'état chronique.

Quelquefois il se fait autour des articulations des dépôts de matière gélatineuse qui ont beaucoup plus de peine à se résoudre. D'autres fois, surtout quand l'inflammation a eu son siége dans les membranes synoviales, il s'y forme des abcès très-dangereux, qui mettent alors le malade en danger de mourir. Cette maladie se termine encore par la mort, quand le malade est d'une faible constitution, ou bien quand il arrive une métastase, c'est-à-dire quand la maladie se déplace pour se porter à la poitrine, ou dans tout autre lieu, et le malade meurt soit d'une pleurésie, soit d'une péricardite, soit d'une cardite, etc.

SECTION II.

DU RHUMATISME ARTICULAIRE CHRONIQUE.

Le rhumatisme se montre souvent dès son début à l'état chronique, mais le plus souvent cet état chronique n'est que la suite du rhumatisme articulaire aigu. Dans le premier cas, il survient tout à coup une douleur qui, d'abord fort légère, prend tous les jours une plus grande intensité. Il n'y a ni rougeur ni chaleur dans l'articulation; mais il arrive un gonflement qui augmente de volume avec lenteur, et qui n'en est que plus rebelle à disparaître. Ce gonflement finit par amener une roideur de l'articulation.

Quand cette maladie a succédé à l'état aigu, il n'y a de différence qu'en ce que les symptômes généraux ont presque entièrement disparu. Ce sont les symptômes locaux qui persistent, mais avec moins de douleur, et sans rougeur et chaleur de la partie; le gonflement seul augmente jusqu'à rendre les mouvements de flexion et d'extension presque impossibles, et si la maladie continue à prendre de l'intensité, il survient après cette roideur une ankylose incurable. Les douleurs sont beaucoup moins violentes que dans l'état aigu et ne provoquent jamais de fièvre, mais elles privent souvent le malade de sommeil et lui ôtent l'appétit. Calmées par la chaleur, ces douleurs se réveillent sous l'impression du froid, s'aggravent dans les temps humides, et diminuent au contraire quand la température est sèche; aussi ceux qui sont affectés de rhumatisme chronique portent-ils avec eux un baromètre qui ne les trompe guère.

Le rhumatisme chronique, dans le plus grand nombre des cas, fait comme la goutte, surtout quand il attaque de jeunes sujets. Il disparaît tout à coup, laisse les malades tranquilles plusieurs mois, quelquefois même plusieurs années, puis reparaît subitement sous l'influence d'une impression de froid, ou bien d'un écart de régime. D'autres fois, surtout quand le rhumatisme est revenu plusieurs fois, et quand l'individu se livre à des excès, loin de disparaître, il prend de jour en jour de l'intensité, et finit par amener des désordres dans les articulations. Les malheureux qui en sont affectés sont alors perclus de leurs membres et condamnés pour la vie à l'inaction et à la douleur. Combien de personnes qui ne peuvent se promener qu'à l'aide de béquilles, pourraient aujourd'hui marcher librement si on avait employé un traitement convenable.

SECTION III.

RHUMATISME MUSCULAIRE.

On appelle de ce nom les rhumatismes qui, au lieu d'avoir leur siége dans une articulation, se font sentir dans toutes les parties du corps où abonde le système fibreux. Quelques médecins ne veulent pas qu'on appelle rhumatisme ces douleurs qui existent loin des articulations, dans les muscles, car ils pensent que le siége de la douleur est, non dans le muscle lui-même, mais dans les fibres nerveuses qui lui donnent le mouvement, et ils disent alors que ce ne sont autre chose que des névralgies. Pour nous, qui attachons fort peu d'importance à ces dénominations, nous ne discuterons pas cette question. Que nous importe en effet que ce soient des rhumatismes ou des névralgies, puisque nous reconnaissons pour toutes les maladies que nous avons décrites ou que nous avons à décrire une cause générale, une diathèse particulière qui est la même pour toutes, sauf les modifications de constitution. Nous avons dû faire attention à la cause de ces maladies seulement, pensant que pour détruire la maladie il faut détruire la cause, comme nous le démontrons en parlant du traitement. Aussi nous appelons ces maladies rhumatismes. On leur donne différents noms suivant le siége de la douleur. Quand la douleur existe au cou, on l'appelle *torticolis*, quand elle existe à la région de la poitrine, *pleurodynie*, à la région des lombes, *lombago*.

Le rhumatisme musculaire a cela de particulier, quel que soit son siége, c'est de n'être pas accompagné de gonflement sensible, ni de changement de couleur à la peau. Il peut être général et vague, c'est-à-dire affecter tous les muscles du corps, ou bien se porter d'un muscle à l'autre en peu de temps; il ne paraît alors se fixer à aucun endroit. Il peut être local, et, comme nous venons de le dire un peu plus haut, dans cet état il prend différents noms suivant le siége qu'il occupe.

Ces rhumatismes sont plus que tout autre sous l'influence des vicissitudes atmosphériques. Ainsi chez un individu qui porte l'élément général, c'est-à-dire une diathèse goutteuse ou rhumatismale, on voit survenir, quand la température est froide et humide, soit un torticolis, soit une pleurodynie, soit un lombago, suivant que telle ou telle partie du corps a été exposée au froid. Ces individus si impressionnables, qui au moindre froid contractent une de ces affections rhumatismales, peuvent s'attendre à avoir plus tard soit des rhumatismes articulaires, soit la goutte; car il y a en eux une cause générale, une diathèse particulière qui fera tôt ou tard développer l'une de ces cruelles maladies.

Le *torticolis* est quelquefois très-violent, et quand on néglige assez tôt les moyens de traitement il peut souvent devenir grave et long à guérir. Cependant le plus souvent quelques jours suffisent pour voir disparaître cette maladie.

La *pleurodynie*, qui affecte les parois de la poitrine, a son siége, tantôt dans les muscles expirateurs, tantôt dans les muscles inspirateurs. La douleur se fait alors sentir, suivant son siége, soit pendant l'inspiration ou pendant l'expiration. Cette douleur est vive, lancinante, pongitive, augmentant par la pression, par les mouvements imprimés au tronc ou aux bras, par les efforts de toux, par les mouvements de la respiration. Elle alterne quelquefois avec d'autres douleurs rhumatismales qui ont leur siége dans d'autres régions musculaires de l'économie. Cette douleur fait quelquefois croire au malade qu'il a une pleurésie; mais il y a une grande différence entre ces deux maladies. La pleurésie est toujours accompagnée de fièvre, de mal à la tête, tandis que la pleurodynie ne cause ni fièvre ni douleur de tête. La douleur de la pleurésie n'augmente pas par la pression comme celle de la pleurodynie.

Le *lombago* est l'affection qui a son siége dans la région lombaire. Cette maladie est vulgairement nommée *mal aux reins*, et possède pour symptôme cette douleur qui occupe quelquefois les deux côtés, mais qui le plus souvent est bornée à un seul côté. Cette douleur, qui n'est pas accompagnée de rougeur ou de gonflement dans la partie affectée, force le malade à se tenir courbé en avant, en s'opposant au redressement de la colonne vertébrale; elle n'est pas augmentée par la pression, mais le moindre mouvement la réveille et l'exaspère au point qu'il semble au malade que toutes les parties qu'elle occupe soient brisécs et prêtes à se disloquer, ou bien il y éprouve un sentiment de morsure des plus atroces. Il lui semble que plusieurs chiens le tiennent à belles dents pour lui ronger les chairs.

Cette affection n'offre par elle-même aucune gravité; mais elle annonce chez l'individu une cause générale qui produira chez lui des maladies plus graves, si dès lors il ne prend des précautions pour combattre cette cause.

Le lombago, s'il n'est de suite bien traité, dure quelquefois plusieurs semaines et même plusieurs mois.

De toutes les formes du rhumatisme, le lombago est celle qui précède le plus souvent la goutte. Nous aurions une foule d'observations à citer pour venir à l'appui de ce que nous avançons, mais il faudrait pour nos observations, qui sont en si grand nombre, consacrer plus d'espace que ne nous le permet cet ouvrage. Nous nous contenterons d'en citer une ou deux.

M........, officier retraité, demeurant à Saint-Denis, était souvent pris de douleurs rhumatismales depuis sa jeunesse. Depuis quelques années il était obligé de garder le lit des mois entiers pour des douleurs violentes à la région lombaire. M......., peu confiant aux prédictions de la médecine, avait refusé de suivre notre avis, qui était, aprés le soulagement apporté à ses douleurs lombaires, de faire un traitement préventif pour empêcher l'apparition des accès de goutte que nous lui avions annoncés. Au mois d'octobre dernier, cet officier nous fit appeler en toute hâte, mais ce n'était plus alors pour un lombago, c'était bien pour le traiter de la goutte, qui s'était manifestée la veille par un accès terrible.

Un vétérinaire des environs de Paris fut aussi pris de la goutte que nous lui avions annoncée, parce que depuis longtemps il éprouvait des douleurs vagues dans toutes les régions du corps, et avait surtout très-souvent des lumbagos.

Nous craindrions de fatiguer le lecteur en rappelant dans ce petit opuscule toutes les observations que nous avons recueillies d'affections rhumatismales, soit du rhumatisme articulaire, soit du rhumatisme musculaire, qui se montraient souvent chez ceux qui nous ont fait appeler pour les guérir de la goutte. Nous nous en tiendrons donc à ces deux observations.

SECTION IV.

DE LA SCIATIQUE.

La sciatique est une affection caractérisée par une douleur qui naît de l'échancrure ischiatique, quelquefois même des nerfs sacrés, et s'étend le long de la partie postérieure de la cuisse jusqu'à la région poplitée pour descendre jusqu'à la plante du pied. Cette maladie que les anciens ont à juste raison confondue avec la goutte, et qu'ils appelaient pour cela *goutte sciatique*, se montre fréquemment dans l'âge adulte et dans la vieillesse, jamais dans l'enfance. Cette forme de la goutte attaque plus souvent les femmes que les hommes, et ne se montre presque toujours que d'un seul côté, rarement des deux.

Ses symptômes sont une douleur violente partant de la région lombaire, et se faisant sentir dans sa plus grande intensité tout le long de la partie postérieure de la cuisse, douleur qui devient ordinairement beaucoup plus intense le soir; alors elle s'accompagne de frissons, puis de chaleur et quelquefois de sueur. Souvent le malade éprouve aussi des soubresauts dans tous les muscles de la cuisse et de la jambe.

La sciatique, quoique simulant les fièvres d'accès par son retour et ses symptômes, est cependant plutôt rémittente qu'intermittente, c'est-à-dire, pour mieux être compris par les gens qui ne sont pas initiés aux mots techniques de la science, que la douleur ne cesse jamais entièrement, qu'il y a seulement des époques où les malades éprouvent un peu de calme, auquel calme succèdent tous les jours presque aux mêmes heures, le soir ordinairement, des douleurs atroces.

La sciatique, de même que l'asthme, et les autres maladies que nous venons d'énumérer, s'est souvent montrée chez des gens qui plus tard sont devenus goutteux. Par conséquent elle exige le plus tôt possible un traitement des mieux entendus, car, en l'attaquant dans son principe, on prévient pour plus tard de graves maladies et de grandes infirmités.

Le traitement de la sciatique sera indiqué plus bas au chapitre de la cure des affections goutteuses.

CHAPITRE VIII.

Des causes de la Goutte et du Rhumatisme.

—

SECTION PREMIÈRE.

Comme nous reconnaissons dans l'apparition de la goutte et du rhumatisme un élément général morbide, une diathèse particulière des humeurs, des liquides de notre corps, et que cet élément général est le même, non-seulement pour le rhumatisme et la goutte, mais encore pour un grand nombre de maladies, que nous appellerons pour cela maladies goutteuses, nous croyons ne pas devoir faire un article séparé pour les causes de ces deux maladies. Nous confondrons donc ici la goutte, le rhumatisme et les maladies goutteuses.

Chaque auteur qui a écrit sur la goutte a pensé qu'il n'y avait qu'une seule cause de cette maladie et a cru l'avoir trouvée. Sydenham disait : Il paraît que la cause est un défaut de coction dans toutes les humeurs par la faiblesse des solides; cette manière de s'exprimer, qui était celle de cette époque, est peu comprise de nos jours. Cependant ces paroles renferment un sens profond.

Quelques-uns font venir la goutte du défaut de la transpiration insensible, *dont la matière qui est âcre et saline, accumulée dans le corps, se dépose ensuite sur les articulations*. Ils donnent pour preuve de cette vérité les raisons suivantes : c'est que la goutte vient surtout à un âge avancé de la vie, à une époque où cette transpiration diminue de beaucoup. Desault, qui a fait une dissertation sur la goutte, cherche à prouver cette assertion en rappelant les paroles de Sydenham et les expériences de Sanctorius. « Sydenham dit que la goutte attaque ceux qui ont cessé les exercices auxquels ils s'étaient livrés pendant leur jeunesse. Sanctorius fait voir que l'oisiveté diminue la transpiration et que l'exercice l'augmente. Sydenham dit que les gens d'une corpulence humide, lâche et molle, sont plus sujets à la goutte que les autres. Sanctorius annonce que ce sont ces gens-là qui transpirent le moins. Sydenham pose en principe, que ceux qui mangent beaucoup et souvent, ceux qui boivent beaucoup de vin et de liqueurs spiritueuses, contractent la goutte. Sanctorius démontre que tout cela contribue à diminuer la transpiration.» Une autre raison que donne Desault pour prouver que la goutte provient d'un défaut de transpiration, c'est que les gens qui sont forcés de vivre d'un travail corporel sont exempts de la goutte. La raison en est claire, dit-il, c'est que ces gens-là transpirent beaucoup.

D'autres auteurs pensent, et c'est l'opinion de M. Roche, qui a écrit l'article Goutte du Dictionnaire de médecine, que la seule et unique cause de la goutte est une nourriture trop succulente qui a pour effet de fournir aux tissus un plus grand nombre de matériaux nutritifs, que le travail de décomposition ne peut enlever. « Deux voies d'excrétion, dit M. Roche, celle des urines et celle de la transpiration cutanée, maintiennent cependant assez l'équilibre. Mais tôt ou tard il arrive que ces voies d'excrétion ne peuvent suffire; alors les matériaux nutritifs en excès qu'elles devaient conduire au dehors sont transportés sur les tissus fibreux articulaires. Ils en accroissent la nutrition.» Pour démontrer cette théorie, il fait voir que la goutte n'attaque que les gens riches qui se nourrissent de mets succulents, dont la digestion fournit plus de sucs que les besoins de la nutrition et ses actes n'en réclament. Il cite pour exemple des goutteux que des revers de fortune ont tout à coup ruinés, et qui, forcés de se mettre par la nécessité à un régime fort peu nourrissant, ont été promptement débarrassés de la goutte qui les tourmentait depuis un grand nombre d'années.

Un médecin qui, dans ces derniers temps, a écrit une monographie de la goutte dit, tout en cherchant à donner des preuves de ce qu'il avance, que la principale cause de la goutte c'est l'abus des plaisirs de l'amour. Il prétend que c'est en causant avec les nombreux goutteux qu'il a eus à soigner qu'il s'est convaincu de cette vérité. Car, en les interrogeant sur la manière dont ils ont vécu depuis leur enfance, tous lui ont répondu qu'ils avaient abusé des plaisirs de Vénus. Il donne encore pour preuve de ce qu'il avance que chez les goutteux on rencontre toujours la flétrissure des organes génitaux. Nous attachons fort peu d'importance à cette dernière preuve, puisque la flétrissure des organes génitaux se remarque chez presque tous les gens qui sont en souffrance.

Ce dernier auteur, pour mieux fonder son opinion sur la cause de la goutte, qu'il croit seule et unique, prétend que le siége principal du mal est dans la moelle épinière qui est altérée, et que les autres symptômes éprouvés par les goutteux ne sont que le résultat d'une affection des nerfs qui partent de la partie de la moelle qui est altérée. Il prétend et affirme que la goutte débute toujours par une douleur sourde dans la région des reins, douleur qui reste indolente pendant longtemps sans tourmenter beaucoup le malade, sans l'empêcher de vaquer à ses occupations. Cet état reste stationnaire très-longtemps, mais à mesure que cette douleur devient ancienne, le malade s'aperçoit tous les jours de nouveaux dérangements dans sa santé. Il y a chez lui une exaltation de la sensibilité, une excitation insolite du système nerveux, des céphalalgies, des migraines, une énervation générale, un trouble de plusieurs fonctions et surtout des fonctions digestives. C'est souvent deux, trois et même quatre ans après que cette douleur, ce mal-être a paru pour la première fois, que les symptômes de la goutte, tels que nous les avons décrits, se font sentir au moment où le malade y pense le moins.

Nous avons, comme le docteur Bizet, reconnu que presque tous les goutteux avaient eu avant leur accès de goutte des douleurs vagues dans la région des reins, des lumbagos souvent répétés. Mais nous sommes loin de l'attribuer à la même cause; car nous regardons la goutte, le rhumatisme et plusieurs autres affections, comme ayant une même identité et dépendant d'une cause générale, d'une surabondance ou d'une altération des humeurs. Chez l'un c'est un rhumatisme qui vient par suite de cette cause, chez d'autres c'est la goutte, chez d'autres encore telle ou telle maladie.

Aussi ces maladies, quand elles cessent, sont-elles presque toujours remplacées l'une par l'autre? Ainsi, pour preuve de ce que nous avançons, les personnes affectées, soit de la goutte, soit d'un rhumatisme articulaire, soit d'une sciatique, etc., etc., n'ont qu'à se rappeler leurs maladies antécédentes. Presque toutes trouveront qu'après avoir éprouvé pendant plusieurs années et à des intervalles plus ou moins rapprochés, soit une migraine, soit un lumbago, soit un asthme, soit une névralgie sciatique, elles ont vu ces maladies disparaître pour être remplacées soit par des hémorroïdes, soit par une dartre, soit par un eczéma chronique, soit par toute autre affection; et ces maladies elles-mêmes sont plus tard remplacées par la goutte, le rhumatisme articulaire, l'apoplexie, ou autres maladies aussi graves. La gravelle, la goutte surtout, sont toujours précédées par une ou même plusieurs des affections ci-dessus nommées, affections qui cessent entièrement quand la goutte paraît. Ainsi il faut toutes les fois que la goutte, la gravelle, le rhumatisme, ou toute autre affection goutteuse se montre, qu'il y ait dans l'économie une altération particulière des humeurs qui forme la *prédisposition*; avec cette prédisposition, la goutte, ou l'une des maladies citées, se développe sous l'influence des causes occasionnelles, telles que les excès de table, de vin, les excès de Vénus, le froid humide, un bain intempestif, etc., etc.

Chez les individus qui apportent en naissant l'élément goutteux, ou chez lesquels cet élément s'est peu à peu développé, il suffit souvent de l'exposition à un air froid, de la plus petite cause, pour faire développer la goutte ou une des affections qui sont sous la dépendance de la diathèse goutteuse.

Souvent après un excès de table nous avons vu survenir des hémorroïdes, des douleurs vagues dans toutes les régions du cœur, et ces hémorroïdes, ces douleurs vagues, disparaître par la moindre cause, remplacées qu'elles étaient par un accès de goutte ou par un rhumatisme articulaire aigu.

Mais celui chez qui ne réside pas l'élément général, la prédisposition, s'exposerait en vain à toutes les causes ci-dessus dénommées, et à celles en si grand nombre citées par les auteurs qui ont écrit sur la goutte, qu'il ne s'ensuivrait jamais ni goutte ni rhumatisme.

Pourquoi? Parce que la prédisposition goutteuse manque, ou parce qu'il possède un émonctoire naturel de l'élément goutteux, qui aurait pu se former en lui, ou parce qu'encore quelques-uns des écarts variés auxquels il se livre peuvent annihiler jusqu'à un certain point, que nous ne pouvons apprécier, la diathèse particulière déclarée.

En résumé notre opinion sur les causes de la goutte et des maladies goutteuses, ou maladies congénères, est celle-ci : prédominance à certaines époques de la vie, d'un état pléthorique, anormal, particulier, développé sous l'influence d'une vie peu régulière ou trop sédentaire, sous l'influence des écarts les plus variés ou celle d'une alimentation trop abondante, et surtout peu en rapport avec la constitution idiosyncrasique de chacun.

Mais quel est cet état anormal particulier?

A quel signe le reconnaît-on?

Comment le combattre?

Examinant d'abord cette première question :

Quel est cet état anormal particulier? qui est capitale, nous allons développer la théorie à laquelle nous avons été conduits par l'analogie et l'expérience. Nous donnerons ensuite au chapitre du régime diététique les moyens de reconnaître cet état pléthorique anormal et de le combattre.

SECTION II.

Notre corps est composé de liquides, qui forment le sang, la synovie, la lymphe, etc., etc., et de solides qui forment la chair, les os, les cheveux, les ongles, les poils; ces solides ou ces liquides ont pour base première des phosphate et carbonate de chaux, et leur réunion, maintenue par des acides libres, le phosphorique, le chlorhydrique, etc., etc., dans un équilibre parfait, constitue l'homme en santé, l'être enfin le plus accompli de la création.

Tant que nous sommes jeunes, jusqu'à la puberté, l'assimilation des produits de la digestion est complète, absolue, c'est-à-dire que ces produits sont employés tout entiers à l'accroissement de notre corps, à la formation des muscles et des os.

De cette assimilation énergique, active, il résulte que vers l'époque de la puberté, les muscles ont acquis tout leur développement, l'ossification est complète (ossification dont les éléments, les phosphate et les carbonate calcaires, sont en si grande quantité dans nos aliments).

L'âge pubère dépassé, il n'y a plus de croissance, il ne reste plus qu'à réparer par la nutrition les pertes que la vie entretient en nous, et dont les principaux agents sont la sueur, les déjections, le travail, etc., etc.

Or la puissance d'assimilation n'étant plus aussi forte à cette époque, puisqu'elle n'a plus à s'emparer de tous les sucs digestifs, dont les os et l'économie en général n'ont plus autant besoin, on conçoit que les humeurs de notre corps soient plus ou moins aptes à s'altérer en présence de la quantité considérable de sucs digestifs, sans emploi, accumulés dans tout le système. On conçoit encore que la quantité des sels calcaires ou des acides libres, contenus dans les sucs digestifs, sera et devra toujours être l'expression fidèle de la nature, de la quantité, de la qualité des aliments ingérés.

Eh bien ! ceci exposé et admis, car cela doit l'être, cela frappe le bon sens de ceux qui connaissent le moins la physiologie, est-il extraordinaire que, sous l'influence d'une alimentation trop abondante, d'une nutrition dont nous n'avons plus qu'un besoin relatif, celui de réparation, le corps d'ailleurs devenu plus pesant par l'âge, ou parce qu'il a déserté une vie active, est-il extraordinaire qu'il puisse se développer en nous un état pléthorique, acide ou alcalin, des sucs gastriques et synoviaux ?

N'est-il pas évident au contraire que, dans les premières années qui suivront la puberté, les émonctoires naturels à l'aide de l'intègre plénitude avec laquelle ils fonctionnent encore, pourront expulser les matières en excès ou étrangères à la saine composition de nos humeurs, quelle que soit la cause de leur production ; et que cette action, éliminatoire suivant nous des causes de la goutte, ne pourra plus être la même, lorque les années auront amené les hommes pubères sur la limite qui sépare l'âge mûr de la vieillesse, lorsqu'enfin les organes exhalants et assimilateurs auront en partie perdu leur puissance primitive. Ainsi donc plus l'homme avance en âge, et moins il a besoin d'une nourriture abondante, comme de quinze à trente ans, époque à laquelle le travail de l'ossification et de l'assimilation en général, est dans sa plus grande force.

Eh bien ! par une contradiction effrayante des lois de la nature, c'est justement à l'âge mûr, à l'âge où il ne devrait exister que des besoins de réparation, à l'âge où la peau, les reins, les intestins etc., etc, fonctionnent difficilement, que l'homme s'arrange toujours de manière à manger davantage, aidé qu'il est par des condiments de toute espèce.

Aussi que voyons-nous ?

Bientôt l'homme est puni de son intempérance et de son mépris des lois économiques qui nous régissent. La goutte, la gravelle et les autres maladies goutteuses arrivent lui faire cortége, et pour les derniers jours de soleil qui lui sont laissés elles lui apportent des chagrins et des douleurs atroces.

Nous venons de dire quelles sont les suites, pour l'âge mûr, des excès d'une nutrition trop copieuse ; nous venons de démontrer par quelle cause une alimentation trop abondante ne produit pas les mêmes résultats fâcheux dans la jeunesse et dans les premières années qui suivent la puberté ; il nous reste à dire comment se développent, sous quelle influence sévissent les accès de goutte.

C'est là toute notre théorie.

SECTION III.

Notre corps est composé, ainsi que tout le monde sait, et suivant ce que nous avons dit plus haut, de phosphate et de carbonate calcaires, qui constituent en quantité notable le sang, la chair, les os, les ongles, etc., etc., et d'acides libres, entre lesquels prédomine l'acide phosphorique, c'est la juste proportion de ces principes qui constitue l'harmonie entre les liquides et les solides, c'est l'acide phosphorique qui lie, pour ainsi dire, entre elles les différentes parties de notre corps. Mais comme chacun apporte en naissant une idiosyncrasie propre, que les occupations ou le genre de vie exaltent ou font varier encore de cent manières, il en résulte que, arrivés à l'âge où nous n'assimilons plus pour l'accroissement tous les produits d'une nutrition puissante, à l'âge où la force excrétoire n'a plus assez d'énergie pour expulser des résidus non employés, à l'âge où l'esprit est tendu par des travaux où l'intelligence seule fatigue, il se développe sous l'influence des occupations de l'esprit, ou de ce genre de vie, et en présence de tous ces résidus non expulsés, une modification de notre constitution propre qui fait prédominer en elle ou l'acide phosphorique, ou les sels calcaires *alcalins*.

Alors l'équilibre entre ces deux principes vitaux étant rompu par la prédominance marquée de l'un ou de l'autre, il y a altération de la santé d'abord insensible, *prédisposition à la goutte*, puis, par la suite du temps et sous l'influence continue des mêmes causes, altération plus grave, *maladies goutteuses et goutte*, dont les accès apparaissent inopinément produits par la moindre cause occasionnelle. A l'appui de notre manière d'apprécier les causes de la goutte, fournissons quelques faits observés chez les malades, quelques faits puisés au grand livre de la nature.

Que voyons-nous le plus souvent dans les accès de goutte? Deux variétés de symptômes, bien distincts et relatifs aux deux espèces de goutte que nous admettons.

1° Les symptômes de goutte aiguë qui se révèlent par des douleurs cruelles dans les articulations et le tissu fibreux musculaire, douleurs qui cessent aussitôt l'arrivée de la tuméfaction de la partie douloureuse, une sensation de brûlure, de la rougeur, une soif inextinguible, des sueurs odorantes, des urines troubles qui laissent déposer des quantités de sel calcaire phosphaté. Tels sont les principaux phénomènes de la goutte aiguë. Ne faudrait-il pas être de mauvaise foi pour ne pas reconnaître dans ces effets tous les symptômes d'une dissolution du périoste des os, dissolution produite par l'acide en excès.

2° Ceux de goutte chronique irrégulière, goutte noueuse des anciens, sont des symptômes qui se révèlent par des exostoses, des torsions de certains os longs, les courbures du tibia, du fémur, des crachats empreints de matière calcaire. Eh bien! tous ces phénomènes ne sont-ils pas entièrement dus à la prédominance des phosphate et carbonate calcaires divisés dans la lymphe et la synovie qu'ils concrètent quand ils ne peuvent plus être dissous par elles. Ils roidissent les articulations, augmentent certaines surfaces des os d'une manière inégale, et vont former ces tophus, ces nodosités, si gênants et si douloureux pour les malades.

Qui ne verrait dans cet ensemble de phénomènes une production anormale de sels calcaires, qui restent sans emploi, et dont l'appareil circulaire cherche à se débarrasser.

En outre, chez certains sujets morts d'une affection goutteuse, n'a-t-on pas remarqué que les os étaient devenus poreux, chez d'autres qu'ils étaient rugueux, inégaux, et comme fouillés par le burin. Ces faits, que nous avons vérifiés, n'indiquaient-ils pas à l'anatomiste la présence d'un dissolvant puissant dont toute l'économie était imprégnée, et ce dissolvant pouvait-il être autre que l'acide phosphorique développé sous l'influence des causes particulières et idiosyncrasiques que nous avons citées?

D'un autre côté, les analyses des tophus, des concrétions retirées des articulations, des sédiments laissés par la sueur sur les linges dont on enveloppait les malades, analyses faites dans des temps différents par Berthollet, Wollaston, Darcet, Laugier, Baruel, démontraient évidemment que les quantités extraordinaires de matières calcaires trouvées ne pouvaient être fournies que par des modifications profondes et spéciales des humeurs, leur altération et une distraction anormale au profit de l'alcalinité, des produits abondants de la nutrition.

Ainsi notre méthode d'envisager les causes de la goutte, d'en traiter les accès, de les prévenir, d'en opérer surtout la *cure radicale*, s'appuie non pas sur une vaine et subtile théorie, mais bien sur une série d'observations pratiques, sur l'analogie que présente cette affection avec la gravelle et le rhumatisme, maladies dont les symptômes alternent avec ceux de la goutte, quand ils ne sont pas ses précurseurs, et enfin sur un ensemble d'expériences chimiques, d'applications hygiéniques, de guérisons si constantes, que nous pourrions avec vérité appeler notre méthode, méthode naturelle pour guérir et prévenir, dans le plus grand nombre de cas, la goutte, la gravelle, le rhumatisme et les maladies congénères.

CHAPITRE IX.

Traitement.

—

En écrivant ce petit ouvrage, si nous ne nous sommes pas étendus longuement sur les causes de la goutte et du rhumatisme, c'est que nous nous sommes rappelés ce que nous avions dit au commencement, que notre intention n'était pas de faire de nouvelles théories sur ce sujet, mais bien de rechercher le meilleur traitement à faire suivre aux malades, le moyen le plus propre à les conduire à la guérison.

Aussi dans cet exposé bien court de nos vues sur les causes de la goutte, du rhumatisme et des maladies congénères, exposé que nous avons produit pour sacrifier à des habitudes d'école, pour échapper au reproche d'empirisme qu'on n'aurait pas manqué de nous adresser, si quelques-unes de nos opinions étaient en contradiction flagrante avec celles de nos confrères, rejetant loin de nous tout amour-propre d'auteur, nous déclarons en faire d'avance le sacrifice, adjurant les médecins de porter comme nous leurs regards, leurs soins, sur l'être qui souffre, les adjurant d'expérimenter notre mode de traitement, convaincus que nous sommes que le plus petit succès en médecine est préférable aux plus brillants raisonnements; que traiter, guérir, guérir le plus souvent, doivent être plus le but du praticien zélé que le pénible échafaudage de théories, de systèmes ingénieux, destinés à crouler le lendemain sans résultat pour l'humanité. L'exposé de notre traitement est donc la partie la plus importante de cet ouvrage. Dans cet exposé nous allons suivre le même ordre que celui adopté pour la description des maladies.

Nec solum se ipsorum oportet præstare opportuna facientem;
Sed et ægrum et assidentes et exteriora.

Hipp. *Aphor.* I, *sect* 1re.

Si cet aphorisme d'Hippocrate, du vénérable vieillard de Cos est vrai, « il importe non-seulement que le médecin fasse ce qu'il croit opportun, mais encore qu'il soit aidé du malade, des assistants et des agents externes; » si cet aphorisme est vrai, disons-nous, c'est sans contredit dans le traitement des maladies qui ont fait le sujet des études précédentes.

En effet quelle maladie fut jamais plus difficile à guérir que la goutte? Protée insaisissable, pour l'étreindre et l'anéantir il faut la sagace poursuite du médecin unie au courage soutenu du malade; et la patience, chacun le sait, n'est pas la vertu ordinaire des goutteux, qui sont en général des hommes actifs, courageux, mais peu patients.

SECTION PREMIÈRE.

TRAITEMENT A SUIVRE PENDANT LA PÉRIODE DES SYMPTOMES PRÉCURSEURS DES ACCÈS.

En général on a beaucoup agité cette question : *Quel est le meilleur moyen à employer pour prévenir ou diminuer la violence d'un accès?* Sans être de l'avis d'un grand nombre de médecins qui tour à tour ont préconisé la chaleur, le froid, les purgatifs, les vomitifs, la saignée, l'eau chaude, les amers, etc., etc.; sans nier l'influence heureuse que chacun de ces moyens a pu exercer sur quelques accès de goutte, en les retardant, en les anéantissant pour ainsi dire, ou bien en amortissant leur violence; notre avis est qu'il faut d'abord faire attention à la constitution de son malade; car, si la tâche du médecin est de combattre le mal dont souffre le goutteux, il est aussi de son devoir et de son devoir le plus impérieux, de commencer par éloigner les obstacles de constitution ou autres, qui pourraient avancer, aggraver l'apparition d'un accès de goutte.

Ainsi, par suite de l'âge, d'accès de goutte depuis longtemps réitérés, notre malade est d'une constitution molle, d'un tempérament faible, nous croyons que dans ce cas il convient de lui prescrire un régime tonique, un exercice modéré, une nourriture composée de viandes de haut fumet, gibier, poisson, de vin vieux, le tout en quantité convenable et en rapport avec les forces de son estomac.

Le matin et le soir, trois heures avant ou après le repas et dans le lit, il devra prendre pendant 6, 8 et 10 jours, suivant sa force, une demi-cuillerée à bouche d'élixir antigoutteux dans une tasse d'infusion de verveine du Canada, chaude et sucrée (*verbena triphylla L.*).

Si les jambes éprouvaient de l'engourdissement de la fatigue au point de fonctionner difficilement, si elles étaient enflées, il serait bon de mêler, partie égale d'élixir antigoutteux et d'eau de la reine de Hongrie, et de les frictionner doucement, mais pendant longtemps, avec une flanelle imbibée de cette mixture.

Ces moyens rationnels, dont l'expérience nous

a instruits, employés par le goutteux lui-même, s'il n'est pas à proximité du médecin, ou dirigés dans ce sens par son médecin, suffiront presque toujours pour prévenir l'accès que les symptômes précurseurs auraient annoncé.

D'autres fois les malades sont d'un tempérament nerveux, irritable, d'une constitution puissante, pléthorique; dans ce cas les causes occasionnelles d'un accès étant presque toujours irritantes, comme par exemple un abus du coït, des excès de table ou de boissons spiritueuses, il convient de soumettre le goutteux à un régime rafraîchissant.

Des bains entiers tièdes, quelques lavements avec 40 grammes chaque fois de sulfate de soude, tisane légère d'orge et d'oranges miellée, le soir et le matin une cuillerée à café d'élixir antigoutteux dans une tasse d'infusion de feuilles de mélisse fraîche, si c'est possible, ou de fleurs de tilleul.

Souvent encore l'accès de goutte est annoncé chez certains sujets robustes, dont l'estomac est sale et fonctionne péniblement depuis quelque temps, par un érysipèle à la figure, par des matières glaireuses, bilieuses et âcres, qui tapissent l'estomac, le canal intestinal et dont la présence est décelée par l'état acide de la salive, ou la couche épaisse fuligineuse qui recouvre la langue.

En cet état nous avons toujours administré avec succès deux cuillerées à bouche d'élixir anti-goutteux prises le matin à jeun dans une tasse de décoction de pruneaux noirs. Elles ont amené des évacuations de matières altérées, noires et d'une fétidité repoussante, surtout si le soir nous avions fait prendre au malade deux ou trois (scoth'pills) pilules d'Anderson préparées avec soin.

Quelquefois ces évacuations ont fait avorter l'accès, et lorsqu'elles n'ont pu le prévenir elles en ont diminué la violence.

L'accès de goutte peut encore être amené chez les femmes à l'époque critique, chez des sujets d'un tempérament débile, d'une constitution nervoso-sanguine, par diverses causes occasionnelles, telles que de violentes émotions de l'âme, la frayeur, la colère, les chagrins, etc., etc. Il convient de combattre les symptômes précurseurs qui se manifestent par une douleur, une contraction spasmodique des ligaments du pied, du pouce, de la main, des articulations, ou quelquefois et le plus souvent encore chez les femmes, par une oppression dans l'estomac, des douleurs dans le dos, les reins, un état spasmodique de l'utérus; il convient de combattre ces symptômes précurseurs, disons-nous, de la manière suivante.

Un bain entier d'eau de son, s'il est possible

tous les deux jours, tisane de verveine du Canada, infusion dans chaque tasse de laquelle, au coucher et au lever seulement, on mettra, suivant la force du sujet, une ou une demi-cuillerée à café d'élixir anti-goutteux. Les articulations douloureuses (chez les femmes le ventre) seront tenues chaudement couvertes de flanelle dans la journée, pour y exciter la transpiration, le soir on devra y appliquer un cataplasme de farine d'orge, ou de lin à son défaut, sur la surface duquel, avant de l'appliquer, on versera deux cuillerées à bouche dudit élixir.

Après quelques jours de ce traitement (8 à 10 jours), l'accès par ces simples moyens a été souvent prévenu, ou sa force amoindrie.

Pour tisane ordinaire, nous l'avons dit, infusion de verveine du Canada chaude et sucrée, par petites tasses, recommandation expresse pour les bains d'eau de son, un exercice modéré; éviter par-dessus toute chose d'exposer au froid les parties douloureuses.

Nous aurions pu nous étendre davantage dans la description des symptômes précurseurs de l'accès, mais nous avons cru pouvoir nous dispenser de le faire. Ces symptômes sont trop connus des goutteux, pour que la description que nous venons de faire ait besoin d'être complétée; au reste dans quelque temps, peut-être serons-nous en mesure de livrer au public un ouvrage plus étendu.

Les moyens que nous venons de mentionner pour combattre quelques-uns de ces symptômes sont suffisants pour éclairer sur la conduite à tenir vis-à-vis des autres, qui du reste varient peu, le médecin et le goutteux lui-même. Nous ajouterons cependant que le régime, l'alimentation, sont d'un grand secours pour arriver à ce but.

Notre intention étant de décrire plus loin le régime hygiénique, la méthode préservative que doivent suivre les goutteux, nous nous bornerons seulement à leur recommander, lorsqu'ils pressentent l'accès, de peu manger, et encore des aliments de facile digestion, d'éviter les exercices pénibles, et les émotions de l'âme.

SECTION II.

TRAITEMENT DES ACCÈS DE GOUTTE AIGUE.

Les moyens abortifs que nous avons indiqués pour la période des symptômes précurseurs doivent être continués pendant 6, 8 ou 10 jours. Après ce temps, si l'accès n'est pas jugulé, ils doivent être abandonnés pour une médication plus soutenue, plus active. Aussitôt l'accès de goutte parfaitement déclaré, il convient de faire coucher le malade sur un bon lit, dont la plume cependant ne serait pas immédiatement sous les draps, la tête sera légèrement élevée et la partie malade tenue dans une position, autant que possible, horizontale.

Le membre affecté sera couvert d'un cataplasme de feuilles de chou rouge (*brassis. ol. c. capitata*), sur la surface duquel on versera de trois à quatre cuillerées d'élixir antigoutteux, selon notre formule.

Ces cataplasmes seront faits avec le chou rouge ramolli en vase clos dans son eau de végétation seule; le vase dans lequel on l'exposera sur le feu ne sera point en métal.

Les cataplasmes seront posés chauds et renouvelés pendant les deux ou trois premiers jours, de trois heures en trois heures, selon le besoin. Pour éviter leur refroidissement, il sera bon de les envelopper de taffetas gommé.

Quand la digestion du dernier repas sera supposée faite, le malade prendra dans une tasse d'infusion de verveine du Canada une cuillerée à bouche d'élixir antigoutteux. Le lendemain on réitérera la même potion.

Dès les deux premiers jours le mieux se fait sentir, la douleur généralement a cessé, il y a eu, mais ce n'est pas général, quelques évacuations alvines. Le malade, à quelques coliques près, éprouve un bien-être immense, il peut dormir. Quelquefois néanmoins il faut réitérer le soir, pendant quatre ou cinq jours, la grande cuillerée d'élixir dans l'infusion. Cependant il est rare, nous l'avons dit, qu'il soit nécessaire d'en prendre aussi longtemps une telle quantité.

Pendant cette période inflammatoire on doit donner au malade, pour toute boisson et nourriture, une solution de gomme coupée avec du lait bouilli et écrémé; cependant il convient de ne pas trop prolonger cette diète.

Les symptômes violents de la goutte (arthrite), les douleurs aiguës et atroces ont complétement cessé après quatre ou cinq jours de cette diète lactée. Il ne reste plus que des douleurs légères, intermittentes, une fatigue générale, de l'abattement et une phlogose plus ou moins forte du membre affecté. Pour combattre avec succès cette tuméfaction de la partie malade et la faiblesse considérable qui en est la suite, nous conseillons l'emploi, plusieurs fois par jour, des frictions avec partie égale d'élixir antigoutteux et d'eau de la reine de Hongrie. Dans ces circonstances, les frictions, en donnant du ton, du ressort, aux muscles et aux ligaments malades, ont une influence puissante sur le rétablissement de la santé. L'usage de l'élixir, après la période inflammatoire, devra être maintenu, mais réduit à une cuillerée à café ou une demie, prise, le soir en se couchant, dans l'infusion prescrite plus haut, et cela pendant dix, quinze ou vingt jours, suivant la force du sujet ou l'ancienneté de la maladie.

C'est après les quatre ou cinq jours de diète lactée que nous avons prescrits plus haut qu'il convient de donner quelque nourriture au malade, nourriture qui variera selon son tempérament, sa force, son âge, et, disons le mot, ses habitudes.

Aux personnes jeunes, encore fortes, d'une constitution robuste, on donnera une nourriture légère, si leur accès de goutte surtout ne s'est pas déclaré par l'abus des bons repas, des soupers fins, etc., etc.; il y aurait danger à permettre une alimentation abondante.

Mais aux vieillards goutteux depuis longtemps, aux personnes d'un tempérament faible et mou, comme à celles avancées en âge, ou qui ont l'habitude d'une nourriture succulente et fortement assaisonnée, la période aiguë inflammatoire passée, il serait imprudent de ne pas permettre l'usage d'une nourriture animale, d'une facile digestion cependant, et du vin vieux. Le plus vieux sera le meilleur.

Chez les malades faibles, dont l'estomac dans le cours de l'accès éprouve des tiraillements, des douleurs, une atonie partielle ou intermittente, il sera convenable de prescrire, après le cinquième ou sixième jour de l'invasion de la goutte, une cuillerée, matin et soir, de sirop de quinquina, au vin d'Espagne, jusqu'à ce que leur estomac ait repris toute son énergie; pour ces malades on ferait prendre l'élixir prescrit le soir, à l'heure où l'on pourrait supposer faite la digestion de ce sirop; comme aussi dès cette époque leur alimentation devra se composer de consommés, de bouillons de tortues ou d'écrevisses bien aromatisés, de soupes, bouillies au consommé. En général, sur la fin de la maladie, l'alimentation, pour tous, devra devenir graduellement plus abondante, surtout si l'accès traînait en longueur et si l'inflammation du membre était disposée à prendre un caractère chronique.

Les sueurs abondantes qui surviennent aux articulations malades, du quatrième au huitième jour, tout en l'affaiblissant, soulagent considérablement le goutteux et annoncent la fin de la crise, surtout si elles se montrent par toute la périphérie du corps. Il faut donc favoriser leur apparition.

Cependant les transpirations trop fortes et trop prolongées sont dangereuses en ce qu'elles affaiblissent beaucoup le malade et qu'elles peuvent occasionner une récrudescence de l'accès.

Il convient donc pour ce cas particulier, dont le médecin et le malade lui-même peuvent être juges, de se mettre à l'usage du sirop de quinquina au vin d'Espagne. Observons ici ce que tant de fois nous avons constaté, qu'on ne doit repousser comme dangereuses que les sueurs qui persistent encore après le dixième ou le douzième jour de l'invasion de l'accès. Jusqu'à cette époque les sueurs critiques qui se manifestent sont utiles. Souvent encore vers la fin des accès les malades ont de la constipation. Il est à propos de la combattre par des lavements d'eau de guimauve et d'huile d'amandes douces. D'autres fois chez les sujets d'un tempérament faible, ou lorsque l'accès a été d'une violence rare, une diarrhée assez forte s'établit et annihile les forces du malade. Cette complication fâcheuse nous l'avons toujours combattue avec succès par le sirop de quinquina préparé au vin d'Espagne, à la dose de trois à six cuillerées à bouche par jour.

Lorsque les douleurs et tous les symptômes morbides, fâcheux et inséparables compagnons d'un accès de goutte, auront disparu, ce qui par notre traitement arrive presque toujours du sixième au dixième jour, le malade, tout en suivant la règle d'alimentation que nous avons tracée plus haut, devra cependant continuer l'usage d'une légère infusion de verveine du Canada, prise à la dose de deux ou trois tasses par jour, chaudes et sucrées.

Dans la tasse qui serait prise le soir au lit on ajouterait pendant quelque temps, comme nous l'avons dit plus haut, et cela pour empêcher toute rechute, une cuillerée à café d'élixir antigoutteux, ou moins, suivant l'avis du médecin.

Après la disparition complète de la maladie, l'articulation, douloureuse encore, sera maintenue couverte d'une flanelle, au moins pendant quelque temps.

En résumé, dans notre traitement de la goutte aiguë, nous avons toujours cherché par notre médication à seconder la nature, et constamment, on le remarquera, nous avons évité, selon nous, trois grands ennemis de cette affection, la saignée, l'opium, le froid, moyens préconisés par certains auteurs.

Cependant, pour rester, ce que nous voulons être, impartiaux, nous ne voulons pas dire que ces moyens soient toujours et constamment nuisibles ; non, ce n'est point notre pensée ; nous pensons seulement que les cas d'arthrite aiguë où ils peuvent être employés sont rares, très-rares.

SECTION III.

TRAITEMENT DE LA GOUTTE CHRONIQUE OU IRRÉGULIÈRE.

Les accès de goutte chronique n'ont jamais la violence ni la périodicité des accès de goutte aiguë. Cela est facile à comprendre, puisque la goutte chronique n'est que la conséquence de l'apparition réitérée de la goutte aiguë, ou bien le symptôme visible d'une diathèse goutteuse acquise ou constitutionnelle. Le siége de ces accès est également, comme nous l'avons dit, dans les articulations. Souvent aussi il peut être à la surface des os longs, tels que le tibia, le fémur, ou dans la tête, ou sur les dents. Mais leur invasion est plus latente, plus longue à s'opérer. C'est une mine, si nous pouvons nous servir de cette expression, dont les ravages sont d'autant plus considérables, qu'elle a mis plus longtemps à éclater. L'économie tout entière est altérée.

Les malades éprouvent bien quelque soulagement, quelque diminution de douleur après leurs accès; mais jamais leur santé n'est parfaite entre les accès, jamais ils ne ressentent ce bien-être infini qui toujours se manifeste après les accès de goutte aiguë.

Ensuite les nodus, les concrétions tophacées, qui se forment aux articulations au point de gêner les mouvements, vont toujours en s'augmentant à chaque accès, et finissent par paralyser d'une manière complète le membre affecté. Heureux sont encore les malades dont la gravelle et les calculs ne viennent pas augmenter les douleurs.

Sous l'empire de cette variété d'accidents, nous avons dû modifier notre traitement pour l'approprier à l'affection.

Les accès nous les avons combattus de la même manière que ceux de goutte aiguë, sauf les changements que nous allons décrire.

Le malade d'une constitution jadis forte et d'un caractère égal, est sombre et taciturne; ses urines sont d'une limpidité extraordinaire ou chargées de mucosités épaisses et filantes; son humeur est chagrine, colère, en un mot, celle d'un hypocondriaque : il y a constipation habituelle; les douleurs sont intermittentes. Notre premier soin, après cette constatation bien exacte, est donc de diriger sur les intestins, évidemment souffrants par le séjour des sécrétions altérées, une médication révulsive qui détruise ou qui modifie au moins cette position fâcheuse.

A cet effet, dès le premier jour et le soir nous commençons par prescrire au malade, suivant sa force et son âge, quelques cuillerées d'un purgatif prophylactique suivant notre formule, et le lendemain matin de bonne heure nous recommandons d'en administrer le double. Chaque ingestion de ce purgatif, nous la faisons prendre dans une infusion de semences d'angélique ou de verveine du Canada, chaude et sucrée.

Des selles abondantes sont le résultat de l'action de ce médicament ; elles soulagent le malade, ramènent ou détruisent, chose digne de remarque! la congestion hémorroïdale, dissipent les flatuosités, nettoient enfin les premières voies, en imprimant une énergie inaccoutumée à l'estomac, à tout le tube intestinal.

Une première purgation de ce genre suffit le plus souvent ; quelquefois cependant nous avons été obligés de réitérer pour obtenir le résultat que nous désirions.

C'est donc le lendemain, notre malade étant ainsi préparé, que nous administrons l'élixir antigoutteux. Les doses doivent être les mêmes que dans les accès de goutte aiguë et ne doivent pas être plus longtemps continuées. Les applications de cataplasmes de chou rouge, préparées ainsi qu'il a été dit plus haut, doivent être faites également sur les parties tuméfiées, mais surtout pendant la réaction fébrile.

Cependant, si quelques concrétions tophacées formées dans les cavités, ou les membranes des articulations elles-mêmes étaient assez grosses pour que le membre au moindre mouvement en stimulât l'élimination, décelée par une tuméfaction molle et douloureuse, dont on peut constamment s'assurer, ainsi que nous l'avons fait souvent, par le toucher, il serait bon dans ce cas de continuer les cataplasmes, pour que, à l'aide du ramollissement produit par eux, la peau pût abcéder d'elle-même et donner passage à ces concrétions. Cette pratique est bien plus longue, il est vrai, que celle du bistouri, mais elle convient quelquefois mieux à certains malades, dont l'imagination affaiblie redouterait l'emploi de l'instrument tranchant.

Dans d'autres circonstances, les malades dont l'économie générale est altérée par une goutte ancienne et invétérée ont une diarrhée de matières mucoso-glaireuses qui les mine et les épuise lentement. En semblable occurrence, nous avons toujours pour principe, avant tout traitement des accès goutteux, de relever les forces du malade à l'aide d'un peu de sirop de quinquina au vin, trois ou quatre cuillerées par jour. Lorsque l'organisme est tiré, par l'influence de ce médicament, de l'état de prostration dans lequel il s'affaisait, lorsque la diarrhée a cessé, nous combattons alors les accès et leurs effets par les moyens indiqués plus haut, et qu'il convient de relire à l'article du traitement de la goutte aiguë.

Enfin, chez certaines personnes avancées en âge, des exsudations de phosphate, de carbonate et d'urate calcaires, se font abondamment et quelquefois continuellement aux genoux, aux poignets ou au cou-de-pied. « Tous les auteurs arthritologues ont mentionné ce fait, dont nous nous sommes assuré par l'analyse, en recueillant le sédiment blanc pulvérulent qui se dépose sur les linges ou la flanelle dont on entoure ces parties. »

Nous prescrivons ordinairement ces cas particuliers des frictions journalières sur le membre affecté, avec deux parties de vinaigre aromatique et une partie d'élixir antigoutteux.

L'action *particulière chimique* et stimulante de ces frictions, combinée avec le traitement interne, a suffi souvent, au bout d'un certain laps de temps pour guérir cette excrétion morbide, que tant d'auteurs anciens et modernes ont constatée, et qui est un des caractères les plus tranchés d'une diathèse goutteuse.

En général dans la goutte chronique sans nodosités, et c'est là un des caractères distinctifs de cette variété de goutte chronique (voir plus haut description de la goutte), les sueurs et les exsudations qui se manifestent au lieu de l'élection de la maladie sont parfois continuelles; aussi avons-nous toujours tiré de grands avantages des frictions faites sur les parties malades pendant et après le traitement des accès.

Les frictions ont toujours été composées d'alcoolat savonneux et d'élixir antigoutteux, par parties égales, dans tous les cas autres que celui décrit plus haut, c'est-à-dire dans toute affection sans concrétions tophacées.

La peau dont les pores étaient obstrués par des phosphates et carbonates calcaires recevait une nouvelle énergie et se débarrassait des produits anormaux et vicieux d'une sécrétion morbide à l'aide de la puissance excrétoire que leur rendaient ces frictions continues.

Ces frictions ont besoin d'être faites chaudes pour jouir de leur entier effet. L'action d'un liquide froid dans la goutte, quoi qu'en aient dit plusieurs auteurs, est toujours nuisible, quand elle n'a pas pour effet immédiat d'exalter la douleur.

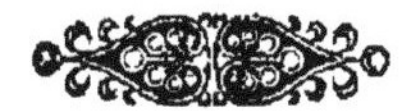

CHAPITRE X.

Traitement préservatif.

Satius est præcavere quam curare morbos.

Les divers moyens que nous venons d'exposer, quoique parfaitement appropriés au traitement des accès de goutte, ne suffisent pas cependant pour guérir radicalement cette maladie. Pour arriver à ce but, après avoir dans les articles précédents traité et soutenu les crises éliminatoires de la nature, il nous reste à décrire la méthode que nous pourrions appeler préservatrice du retour des accès.

Cette méthode se compose de trois propositions distinctes, mais qui se lient néanmoins intimement entre elles.

1° La médication propre à la goutte.

2° Le régime diététique.

3° Les précautions hygiéniques qu'il est indispensable d'observer pour éviter l'action des causes occasionnelles.

SECTION PREMIÈRE.

MÉDICATION PROPRE A LA GUÉRISON RADICALE DE LA GOUTTE.

PREMIÈRE PROPOSITION.

Lorsque la crise goutteuse a passé, que le malade entre en convalescence, il est urgent et nécessaire de ne point le soustraire brusquement à l'action médicamenteuse à laquelle il avait été soumis pendant l'accès.

On doit donc continuer l'usage de l'élixir antigoutteux le soir en se couchant, à la dose d'une demi-cuillerée à café dans une tasse d'infusion de verveine du Canada, et cela pendant au moins trois semaines ou un mois, suivant l'effet qu'en éprouve le malade, suivant aussi l'ancienneté de la maladie. Les frictions d'alcoolat savonneux et d'élixir antigoutteux sur les articulations qui ont été le siége des douleurs seront continuées pendant le même laps de temps et plus, surtout après les accès de goutte aiguë. Elles ne doivent même être discontinuées que lorsqu'il n'existe plus rien de cet état qu'on a qualifié par trois mots : *tumor, rubor, dolor*.

Pendant ce temps, et dans la journée, on recouvrira ces parties d'une flanelle d'Angleterre, et non de fourrures, comme certaines personnes ont l'habitude de le faire; la fourrure n'étant pas perméable à la transpiration comme la flanelle,

Les goutteux dont les articulations sont chargées de tophus, de nodosités aux pieds, aux mains, etc., etc., devront se frictionner chaque soir avec le liniment que nous avons prescrit plus haut (vinaigre aromatique, élixir antigoutteux, par parties égales), et prendre de même la demi-cuillerée à café d'élixir antigoutteux pendant le temps nécessaire. Nous observons ici une fois pour toutes, qu'au cas où l'élixir affaiblirait trop le malade après dix ou quinze jours de traitement, à dose élevée ou à dose altérante, il serait bon, bien que ce soit sans inconvénient, de laisser reposer le malade pendant un même laps de temps, après quoi on recommencerait pour consommer la cure radicale.

S'il y avait, comme dans la goutte vague, erratique, de la douleur et de la tuméfaction, tantôt sur une articulation, tantôt sur une autre, il serait essentiel, tout en observant le régime diététique décrit plus bas, d'appeler la goutte aux extrémités par des topiques convenables. Les uns d'une action douce et uniformément révulsifs, comme les cataplasmes de lin arrosés d'élixir antigoutteux et de vinaigre aromatique; les autres plus actifs, saupoudrés de moutarde, conviennent dans le plus grand nombre des cas. Dans certaines autres circonstances plus graves, lorsqu'il s'agit de détourner la goutte des organes consacrés aux importantes fonctions de la vie, comme le cœur, l'estomac, les poumons, les intestins, la vessie, on emploie avec le plus grand succès des pédiluves chauds avec addition de cent grammes d'acide chlorhydrique; et cela surtout chez les vieillards dont la maladie remonte à de nombreuses années.

En général, et quelle que soit la cause de la diathèse goutteuse, dès qu'une petite titillation bien connue vient chagriner le malade, dès qu'un embarras de tête, de la pesanteur à l'estomac, ou des douleurs vagues dans les intestins se font sentir; il est nécessaire d'appeler le fluide altéré aux extrémités, en ayant soin toutefois de fortifier l'estomac contre l'effet métastatique de ces topiques.

A cet effet, on fait boire au malade pendant l'emploi des moyens révulsifs, soit du thé, ou quelques cuillerées d'un vin rouge généreux, chaud et sucré comme dans la goutte sans concrétions calcaires, soit une infusion de verveine du Canada avec une partie égale d'un léger punch, comme dans la goutte irrégulière, froide ou noueuse avec des tophus aux articulations. Si par l'emploi de ces révulsifs bien simples, le soulagement n'était pas immédiat, si le malaise persistait, si la langue était saburrale, la bouche pâteuse, l'haleine échauffée, s'il y avait perte d'appétit, alors nous recommandons à tous les goutteux, quels qu'ils soient, de prendre le matin à jeun de deux à quatre cuillerées, suivant leur âge et leur force, du purgatif prophylactique selon notre formule. Ce purgatif, serait pris dans une tasse de tisane quelconque, thé, tilleul, orge; et à chaque selle obtenue, le malade devrait boire quelque peu de ladite tisane pure.

Nous bornons là l'exposé de notre médication pour la cure radicale de la goutte, nous pensons en avoir assez dit, pour que chacun puisse seul, ou aidé par le médecin, connaître et apprécier la vérité et la simplicité de notre médication.

Il est toutefois des cas particuliers divers, assez nombreux, nous ne le dissimulons pas, qui n'ont pu entrer dans ce cadre restreint, et auxquels notre méthode ne pourrait convenir d'une manière absolue; c'est à la sagacité du médecin, de l'homme pratique, à les distinguer, c'est à son sens médical à modifier, suivant le cas, la thérapeutique dont nous venons de tracer les bases.

Les malades dans ces circonstances devront s'adresser à leur médecin d'habitude ou, s'ils n'en ont pas, nous faire l'honneur de nous consulter, en ayant soin de bien nous exposer leur état et la variété des symptômes qui se seront déclarés.

SECTION II.

DEUXIÈME PROPOSITION.

RÉGIME DIÉTÉTIQUE.

In alimento medicina optimum.
(HIPP. De Alimento. T. Ier, p. 594.

Le régime diététique, voilà notre seconde proposition. Sans diète pas de cure radicale possible. Mais que ce mot n'effraye pas les goutteux. Trop souvent les malades, sous l'influence d'une erreur populaire, au sujet de ce mot, diète, ont repoussé de sages conseils; il importe aujourd'hui, il importe à leur guérison, de les éclairer sur la véritable portée que nous attachons à ce mot.

Par régime diététique, nous entendons, non pas la diète absolue, sévère, proscrivant tout, le vin le plus léger, comme les aliments les plus faciles à digérer, mesure extrême, dont l'emploi, selon nous, doit être borné à un bien petit nombre de cas; mais bien le choix des aliments, approprié à la diversité des tempéraments.

Car, si de l'alimentation, source et principe de l'assimilation, dérive toujours l'influence ou la cause occasionnelle qui exalte ou amoindrit la prédisposition morbide particulière à chacun de nous, il en résulte qu'en régularisant l'alimentation dans le sens de l'idiosyncrasie, ou suivant l'opportunité caractéristique de chaque affection, on arrive à trouver plus facile de prévenir que de guérir les malades.

C'est là une opinion qui paraîtra sans doute bien singulière à grand nombre de médecins, mais qui n'en est pas moins vraie, bien qu'elle ait une apparence toute paradoxale. Laissant donc, autant que possible, reposer l'arsenal pharmaceutique, qui ne devrait servir que pour ceux qui n'ont ni le loisir, ni la richesse nécessaires pour arriver à la guérison par la diète, nous allons indiquer aux gens riches qui se portent bien, à ceux qui ont des loisirs, à ceux que les excès de tout genre ont prédisposés à l'affection dont la cure fait l'objet de nos travaux, nous allons indiquer aux goutteux enfin, ce que les uns doivent faire pour guérir leur infirmité, les autres pour prévenir cette cruelle maladie, le fléau de l'âge mûr, des positions brillantes et de la richesse.

Nous avons démontré plus haut, chapitre des Causes, que la goutte était due à une surabondance pléthorique spéciale des humeurs; surabondance tantôt avec excès d'acide, tantôt avec excès d'alcali, et que cette disposition qui était due elle-même à l'assimilation incomplète ou désordonnée des produits d'une nutrition trop copieuse, était la seule et vraie cause des phénomènes et des accidents de la goutte.

Il nous restait donc à trouver, pour obtenir le résultat que nous avions ambitionné, c'est-à-dire la cure radicale de la goutte, par le régime diététique approprié à chacun, il nous restait à trouver, disons-nous, des indications sûres, irrécusables, de l'état quotidien de la santé, qui nous instruisissent de la diète à suivre pour combattre les symptômes révélés.

Ces indications, la nature elle-même nous les offrait : d'une part le suc gastrique, la salive, élément de la digestion, produit non élaboré; d'autre part, l'urine résidu excrémentiel de la digestion, de l'assimilation. La salive n'étant pas la dernière expression de la disposition acide ou alcaline, puisque, propre seulement à l'estomac, elle n'a pas subi l'élaboration des reins et de la vessie, nous avons dû la rejeter, pour ne conserver que l'urine, qui est le résidu complet des liquides de notre corps, du sang, de la lymphe, de la synovie, et qui a subi l'élaboration des veines et celle de nos principaux émonctoires. Pour le réactif, il était tout trouvé dans le papier de tournesol, dont la sensibilité est bien connue. Comme on sait, il rougit si on le trempe dans un liquide acide, verdit si c'est dans un liquide alcalin.

En partant de ces principes, le goutteux et

l'homme sain pourront donc chaque matin constater l'état de leur urine, et régler leur alimentation sur les rapports fournis par cette petite expérience. (Nous insistons pour que cette expérience ait lieu, le matin au lever, parce que l'urine à cette époque de la journée seulement, est le rapporteur exact de la prédominance acide ou alcaline des liquides de notre économie.)

Chacun comprendra parfaitement que l'urine de la journée cesse d'être un indice fidèle de la pléthore idiopathique, lorsqu'on se rappellera avec quelle facilité on émet ses urines dans la journée, surtout après avoir bu de la bière, du vin blanc, du thé, etc., etc. Ces urines de la journée; qui ont été élaborées par les veines et les reins d'une manière hâtive, sont toujours plus ou moins chargées de la nature des substances qui les ont produites. Il faut, comme ont dit les anciens, qu'il y ait coction, et une coction parfaite ne peut s'établir que dans la nuit par le concours simultané, complet et seul des organes sécréteurs.

Arrivons à l'application :

Le papier bleu de tournesol a été trempé dans l'urine du matin, il a rougi. L'acide prédomine en conséquence dans la constitution.

Alors nous conseillons, pour détruire cet état acide de l'économie, et prévenir les effets qui pourraient en être la conséquence, de suivre un régime diététique fortement animalisé.

La nourriture quotidienne, qu'on nous pardonne d'entrer dans ces détails culinaires, mais la nature du sujet que nous traitons l'exige, devra se composer à déjeuner, de chocolat de première qualité, de bœuf fumé, œufs, huîtres, salaisons, etc., etc.

Le dîner se composera de potages riches en fécule ou en gluten, de tapioka, sagou, riz, de croûtes de pain de froment; pour hors-d'œuvre, de petites raves, d'olives, de raifort, d'artichauts crus; pour condiments, d'ail, échalotte, moutarde, etc., etc.; de gibier, perdreaux, lièvres, chevreuil, etc., mouton ou bœuf, mais toujours rôtis et quelque peu faisandés, de poisson de mer, d'écrevisses, de truffes, en un mot de substances riches en principes ammoniacaux. Les choux, les asperges, les artichauts cuits, le céleri, le cresson, le raifort, seront dans le règne végétal ce qui conviendra le mieux au dîner.

Les vins seront des vins froids, tels que ceux du Rhin, de Bordeaux, etc., etc., vieux surtout. Mais peu de café, de fruits et de liqueurs au dessert; les remplacer par des crèmes plus nourrissantes conviendrait mieux.

Voilà pour le régime à suivre dans l'état acide

des produits excrémentiels décelé par la coloration en rouge du papier bleu.

Si le papier bleu verdissait au contraire, ce serait la preuve que les phosphate et carbonate calcaires prédominent, qu'il y a alcalinité, et ce serait alors qu'une diète acide conviendrait mieux. Nous en trouvons cette fois les éléments principaux dans le règne végétal, qui nous fournira des armes puissantes pour combattre l'alcalinité trop abondante. Les dîners seront servis, composés de potages à l'oseille, chicorée, citrouilles, aux pommes de terre; les hors-d'œuvre seront des melons, des concombres, des cornichons ou des oignons confits; peu de viandes en général, si ce n'est de la fraîche, et de jeunes animaux, des pieds et des ris de veau, de la volaille, du poisson d'eau douce, des grenouilles, etc., etc.; des épinards, de l'oseille, des cardons, de la laitue, des betteraves, des carottes, pour plats de légumes; pour dessert, des fruits acides ou sucrés suivant la saison, prunes, cerises, pêches, abricots, fraises, ananas, framboises, pommes, poires, raisins, etc.

Les vins les plus convenables pour cette diète seront ceux dont la composition intime devient plus facilement acide dans l'estomac, tels que les vins vieux de Bourgogne, le champagne, et en général tous les vins blancs.

Les boissons quotidiennes devront aussi être acides et fortement sucrées ; elles seront de limonade ou d'orangeade, de petit-lait, de cidre, et le soir, s'il n'y a pas contre-indication on pourra même prendre un peu de punch. En continuant ces deux diètes différentes, autant que subsisteront les symptômes acides ou alcalins, décelés par l'indicateur fidèle que nous avons mis aux mains de chacun, les gens de lettres, les savants, les diplomates, les ambassadeurs, les lords, les généraux, enfin tous ceux dont la vie est surabondante, active, luxueuse, ceux qui seraient par naissance prédisposés à la goutte, à la gravelle, ou qui déjà auraient subi les atteintes de ces deux cruelles maladies, en suivant, disons-nous, le régime que nous indiquons, tous préviendront l'invasion ou le retour des accès de goutte.

C'est là du moins notre opinion, que nous basons sur la nature de la goutte et de la gravelle, sur l'analogie que présentent ces deux maladies ; analogie déjà démontrée, il y a quelques années, par M. le professeur Cruveilher ; opinion basée encore sur le résultat de nos expériences médicales et chimiques.

En exposant d'une manière aussi franche une thérapeutique appuyée sur un tel régime, nous prévoyons d'avance quelles récriminations nous allons soulever, quel concert de voix criant peut-être à l'ignorance, à l'empirisme, va s'élever contre nous. Sans nous en inquiéter, nous n'en poursuivrons pas moins notre œuvre, persuadés que ce n'est pas le plus ou le moins d'alimentation qui est nuisible dans la goutte ou dans les tempéraments prédisposés aux maladies goutteuses, mais bien, et seulement cela, la nature elle-même des aliments.

En effet, l'expérience nous a appris que l'ingestion intempestive et irrationnelle des aliments acides, dans les tempéraments qui possèdent déjà une prédominance de cette nature, et *vice versâ*, cause plus de mal qu'une alimentation quelquefois supérieure aux besoins, lorsque les aliments d'ailleurs sont bien choisis et appropriés à la diathèse particulière du sujet.

Enfin, les heureux, effets que cette médication a constamment produits, les guérisons que nous avons obtenues par elle, seraient suffisants pour nous dédommager de nos soins, si nous n'avions pas déjà, pour nous fortifier contre le mauvais accueil que font certaines personnes à toute nouvelle méthode, la conscience que nous avons fait une bonne et utile chose en publiant l'exposé de nos vues et de notre mode de traitement.

SECTION III.

TROISIÈME PROPOSITION.

SOINS ET PRÉCAUTIONS HYGIÉNIQUES.

Nihil nimis.

Les précautions hygiéniques qu'il est indispensable d'observer pour éviter l'action des causes occasionnelles de la goutte, voilà notre troisième proposition.

On comprendra facilement que, dans ce chapitre, nous n'avons pas eu la prétention de faire un cours complet d'hygiène ; s'il en était autrement, nous renverrions aux traités spéciaux sur cette matière. Ce que nous avons voulu, c'est de résumer, dans un article succinct et substantiel, les principales précautions dont doivent s'entourer les goutteux et les gens riches pour préserver leur santé de tout fâcheux accident.

En général, pendant et après la convalescence, les goutteux éviteront, ou on leur évitera ce qui pourrait faire une trop vive impression sur leurs sens. La colère, l'ennui, le chagrin, sont des ennemis implacables de leur santé. La paix et le calme de l'âme leur sont nécessaires, peut-être, plus qu'ils ne le croient eux-mêmes.

Ils respireront un air pur aussitôt que leurs forces le leur permettront; mais ils devront éviter avec soin les sorties du soir et du matin, surtout dans les temps de brouillards, d'humidité, et s'ils habitent une contrée froide et marécageuse. Les courants d'air sont aussi dangereux en ce qu'ils peuvent supprimer d'une manière instantanée la transpiration de quelque partie du corps.

L'habitation la plus convenable est celle dont l'exposition au sud et à l'est la garantit contre les vents du nord et de l'ouest. Elle doit être élevée, pour être plus saine, d'un ou deux étages, bâtie en briques, si cela se peut, mais élevée sur caves.

Nous recommandons surtout l'exercice, c'est un moyen curatif et préservatif des meilleurs. Un exercice bien régulier produit chez les goutteux les plus heureux effets, un changement dans les habitudes trop sédentaires, une promenade quotidienne à pied, à cheval ou en voiture dans la journée, ont amené presque toujours des améliorations, des cures étonnantes.

Il est bien entendu, cependant, que cette promenade devra toujours être subordonnée, quant à sa durée, à la force, à la disposition de l'individu ; augmentée graduellement jusqu'à la fatigue, elle exercera la plus douce et la plus favorable influence sur la santé. L'escrime même, le jeu de paume feront affluer dans les articulations, avec une chaleur bienfaisante, une synovie qui chaque jour plus abondante, finira par réabsorber les tophus goutteux qui existeraient depuis peu de temps.

La douleur, qui dès le principe sera le résultat de cet exercice gradué, ne devra point arrêter les personnes. Cette douleur cessera avec la persévérance. Après quelques jours le sommeil viendra, visiteur depuis longtemps inconnu, réparer les fatigues de la journée passée et donner de nouvelles forces pour celles du lendemain.

En résumé le sommeil et la veille ne devront pas être trop prolongés. Se coucher tôt, se lever tôt, avoir pour guide unique la nature, toujours la nature. Nous avons parlé du sommeil, il est important de parler aussi du coucher.

Les lits des personnes goutteuses devront être placés, autant que possible, dans une chambre exposée au levant. Leur composition ne sera point par trop molle, jamais elles ne devront coucher sur la plume; s'il y avait habitude trop marquée, le lit de plume serait posé de préférence entre deux matelas. Ils seront couverts en raison de la température, ni trop, ni trop peu. L'hiver, un vase en grès rempli d'eau chaude sera déposé aux pieds des personnes. Ce sera là le meilleur moyen pour maintenir à cette partie une égale transpiration, et pour éviter l'action métastatique sur les organes abdominaux, métastase généralement due au froid et appelée vulgairement goutte remontée. On devra veiller aussi à ce qu'aucune plante odorante ne séjourne dans la chambre à coucher.

Au lever, la toilette sera constamment faite avec de l'eau tiède en été, comme en hiver. Dans l'eau nécessaire pour ces soins on mettra quelques cuillerées de vinaigre aromatique ou d'eau de la reine de Hongrie.

Ces deux liquides médicamenteux ne seront pas mis indifféremment l'un pour l'autre.

Dans la diathèse ou prédisposition acide, ce sera l'eau de la reine de Hongrie, additionnée d'un peu d'essence de savon que l'on devra choisir. Dans celle alcaline le vinaigre aromatique seul ou additionné d'eau de la reine de Hongrie. Dans les bains entiers et chauds qu'on devra prendre souvent, on mettra l'une ou l'autre de ces préparations en suivant les mêmes indications. Pendant la durée du bain qui sera d'une heure, et plus suivant la force du sujet, on lui fera prendre un bon consommé avec quelques cuillerées d'un vin vieux approprié à son état. Les bains, de tous les moyens que nous employons, sont ceux qui nous ont fourni les résultats les plus satisfaisants, surtout additionnés de la manière ci-dessus relatée.

Des frictions hygiéniques seront faites chaque jour, au lever et au coucher, sur tout le corps, et principalement sur l'articulation affectée, tantôt avec une brosse rude, une flanelle sèche, tantôt avec une flanelle imbibée de liquide aromatique, acide ou alcalin, suivant l'indication fournie par la prédisposition spéciale de chaque personne.

Exemple : Disposition ou diathèse générale acide;

Eau de la reine de Hongrie avec essence de savon.

Disposition ou diathèse générale alcaline;

Eau de la reine de Hongrie et vinaigre aromatique, ou vinaigre aromatique seul.

On nous pardonnera d'avoir insisté avec quelque détail sur ces distinctions; mais ces détails se lient intimément à l'ensemble des opinions que nous avons exposées sur la théorie de la formation de la goutte et de la gravelle, et partant au traitement de ces affections. Si nous passons actuellement aux vêtements, nous disons, et notre expérience l'a constaté, que ceux de laine sont préférables à tous autres, même pendant l'été. En effet, la laine, mauvais conducteur du calorique, évite mieux à l'homme les suppressions de transpiration, que toute autre matière. Sans opposer une barrière infranchissable à l'air qu'elle laisse pénétrer en quantité utile, la laine enveloppe, pour ainsi dire, le corps d'une chaleur douce, égale, *portative,* que les impressions extérieures dérangent peu.

Mais une recommandation tout essentielle pour les personnes qui habitent un climat humide et froid, c'est que la peau soit rigoureusement recouverte de flanelle anglaise bien fine et parfaitement ajustée à toutes les parties du corps. Le léger frottement qui résulte de cet usage entretient dans le tissu exhalant cutané une transpiration insensible et normale des plus utiles.

On évitera, sur toutes choses, l'emploi sur la peau des fourrures de bêtes (plumes ou poils), lièvre, lapin, cygne, qui échauffent beaucoup trop et peuvent donner lieu à des accidents, en favorisant la métastase goutteuse sur les parties nobles. En effet on conçoit facilement que, ces peaux étant imperméables, la sueur qu'elles sollicitent en abondance, puisse dans certaines circonstances données se refroidir, n'ayant pas trouvé d'issues pour se vaporiser.

Les repas dont la composition est indiquée dans le chapitre précédent seront faits, surtout celui du soir, d'assez bonne heure, pour que le coucher n'ait pas lieu trop tôt. La quantité d'aliments que les personnes devront prendre sera toujours subordonnée à l'état de l'estomac.

Après les repas, surtout s'ils sont copieux, on évitera la fatigue d'une longue promenade, le froid, de même que toute contention d'esprit. Nous n'avons encore rien dit des voyages, cependant ils sont presque toujours une distraction heureuse et un mode agréable de curation.

Mais il serait utile surtout que les personnes qui habitent un pays plat, humide, marécageux, le quittassent pour aller en habiter un autre aéré, sec et sain, au moins pendant les mois d'été, qui sont ceux où l'on sort davantage et par conséquent les plus pernicieux dans les contrées humides.

Nous devons aussi tout dire : les voyages sont bien un excellent mode de conserver la santé, ou de l'acquérir; mais si on ne prend un grand nombre de précautions contre le froid et autres changements climatériques, on s'expose à des courants d'air, à des refroidissements, qui trop souvent amènent des conséquences fâcheuses.

Il nous reste à parler du coït, et nous soulevons déjà à ce seul mot de vives oppositions. Voici notre opinion. Suivant nous le coït est utile en ce qu'il peut souvent relever les forces digestives et qu'il produit une diversion dans l'économie, diversion non-seulement physique, mais encore morale, par l'égalité d'humeur qu'il procure. Mais il devrait être évité si, après s'y être livré, il y avait fatigue et abattement. Nous en proscrivons encore l'abus, comme cause occasionnelle des accès de goutte; en résumé, en cela comme dans tout exercice de nos fonctions, l'excès est toujours nuisible. Il n'y a de vraiment utile et nécessaire à notre vie que l'exercice de la fonction dont la dépense de forces est en harmonie avec celle que notre économie peut faire sans fatigue et sans danger. *Nihil nimis*, voilà tout le secret pour conserver une bonne et solide santé.

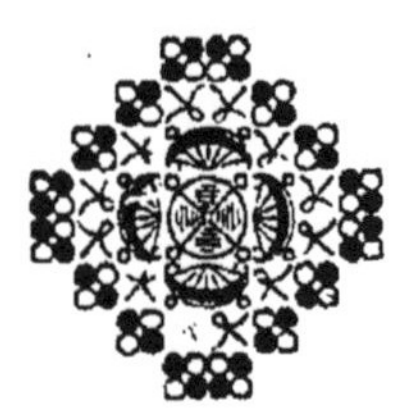

CHAPITRE XI.

Traitement des diverses formes de Rhumatisme.

Tout ce que nous venons de dire sur le traitement de la goutte s'applique également bien au traitement du rhumatisme en général ; cependant il est une forme de rhumatisme, celle du rhumatisme articulaire aigu, qui demande que nous entrions dans quelques explications.

Les diverses formes de rhumatisme, quoique dépendant d'une même cause, ainsi que nous l'avons démontré plus haut, ne se développent pas avec le même degré d'intensité, ne s'emparent pas du malade avec la même violence ; le traitement doit donc être modifié en conséquence, suivant l'espèce de rhumatisme pour lequel l'homme de l'art est appelé.

SECTION PREMIÈRE.

TRAITEMENT DU RHUMATISME ARTICULAIRE AIGU.

Pour combattre ce rhumatisme, il faut, dès le principe, employer une méthode promptement révulsive, sans quoi cette affection peut devenir extrêmement grave et même mortelle.

Par un traitement mal entendu cette maladie peut encore passer à l'état chronique, et nous avons démontré que le rhumatisme articulaire à l'état chronique était de toutes variétés du rhumatisme sinon la plus douloureuse, au moins celle qu'il était plus difficile de guérir.

Presque tous les médecins, et nous sommes de ce nombre, débutent dans le traitement par une saignée générale, quelques praticiens sont encore dans l'habitude de réitérer la saignée un grand nombre de fois.

C'est là toute une question à résoudre. En effet, si nous reconnaissons avec les praticiens, que la saignée coup sur coup réitérée a des résultats manifestes chez quelques malades, il est notoire aussi qu'elle n'est pas sans inconvénient chez le plus grand nombre, à qui elle enlève, avec le sang, le stimulus nécessaire pour supporter les douleurs violentes qui se manifestent dans la première période de l'invasion. On diminue bien, il est vrai, les douleurs, ou plutôt on enlève leur acuité; mais pour cela le malade n'est point guéri : on a seulement enlevé avec une portion de son sang une partie de la puissance de sa sensibilité.

En résumé il ne faut employer la saignée de cette manière qu'après avoir pris conseil de la constitution, du tempérament, de l'âge, du sexe de l'individu affecté. Car chez beaucoup de malades, et notre opinion est d'accord en cela avec celle d'un grand nombre de médecins, les évacuations sanguines trop abondantes font prendre à cette affection un caractère de malignité et favorisent la dégénérescence du rhumatisme aigu en rhumatisme chronique. Il y a donc des malades que nous saignons, conformément à ces principes, une fois, deux fois, si le cas l'exige, mais jamais au delà.

Nous préférons combattre les symptômes généraux par des boissons tempérantes, rendues diurétiques par quelques grammes de sel de nitre, de six à huit progressivement. Nous conseillons d'en consommer un litre dans les vingt-quatre heures. Pendant l'emploi de ces boissons, nous poursuivons les douleurs locales des articulations par des moyens non moins énergiques. Si leur état d'acuité est grand, nous faisons apposer quelques sangsues, de quatre à huit, suivant la force de l'individu; dans le cas contraire, c'est-à-dire si la douleur n'a point de caractère de violence qui met les malades hors d'eux-mêmes, et quelquefois les fait délirer, nous faisons recouvrir simplement les articulations de cataplasmes de feuilles de chou rouge, ramollies presque jusqu'à la cuisson dans leur eau de végétation. (*Voir plus haut, chapitre du traitement de la goutte aiguë, la préparation de ces cataplasmes.*) Ces cataplasmes, nous les faisons recouvrir à leur surface de quelques cuillerées d'élixir antigoutteux et antirhumatismal, et maintenir sur l'articulation malade pendant trois heures. On les réitère si la douleur n'est point calmée. Nous observons toutefois que ces cataplasmes doivent être enveloppés de taffetas gommé, pour éviter leur refroidissement et les inconvénients qui pourraient en être la suite.

Jusqu'ici nous avons parlé seulement des moyens destinés combattre l'état général inflammatoire et les symptômes locaux, il nous reste à parler de notre médication propre.

Dans les jours qui suivent ceux où il a été nécessaire de saigner le malade, il convient d'administrer dans une tasse d'infusion de feuilles de bourrache, ou mieux de verveine du Canada, le soir et le matin une cuillerée à café d'élixir antirhumatismal; si le sujet était fort et puissant, on en donnerait une autre dans le milieu du jour.

Ces infusions médicamenteuses, additionnées ainsi, augmentent la diurèse, et, tout en agissant d'une manière spéciale sur le principe du rhumatisme, combattent de la manière la plus heureuse les accidents consécutifs ordinaires de cette maladie.

Ainsi chez les personnes prédisposées à l'arthrite, elles préviennent, en agissant sur les organes cutanés et sécréteurs, cette transformation du rhumatisme, transformation déjà trop sollicitée par l'état spécifique des liquides surabondants. Dès que les douleurs des articulations ont perdu de leur intensité, ce qui, sous l'influenee des moyens que nous venons d'indiquer, arrive du sixième au quinzième jour de l'invasion de la maladie, il convient de restreindre l'usage de l'élixir à une seule fois par jour jusqu'à la convalescence. L'heure de l'administration de cette dose réduite, la plus convenable, est celle de neuf ou dix heures du soir, c'est-à-dire quand l'estomac a digéré le peu de nourriture qu'on a pu donner aux malades dans la journée. Il faut alors recouvrir les articulations encore tuméfiées et douloureuses de flanelle d'Angleterre fine, sur laquelle on appliquera une pièce de taffetas gommé.

Cette application, en maintenant une chaleur peu élevée sur l'articulation, déterminera un afflux abondant de transpiration. Il sera nécessaire, pour éviter le refroidissement, de changer souvent la flanelle mouillée par la sueur.

Dans la convalescence, après la disparition complète des douleurs, il reste encore dans les articulations une gêne et une rigidité extrêmes. Nous conseillons comme le meilleur moyen de faire disparaître ces symptômes consécutifs, de rendre aux membres perclus leur souplesse première, des frictions avec parties égales d'élixir antigoutteux et antirhumatismal et d'eau de la reine de Hongrie. Ces frictions devront être faites soir et matin devant le feu. On se servira pour les exécuter d'un linge de flanelle assez rude, et elles seront prolongées assez de temps pour que l'absorption complète du liquide qu'on aura destiné à chaque opération ait lieu.

Après quinze jours de convalescence, il convient de faire prendre au malade, et ce pour hâter l'élimination des fluides générateurs de la diathèse rhumatismale, quelques cuillerées d'un purgatif prophylactique. Celui que nous avons employé jusqu'ici dans le traitement des maladies glaireuses et goutteuses et dans toutes celles qui reconnaissent enfin pour cause une altération morbide spécifique de nos humeurs nous a parfaitement réussi.

Ce purgatif pris à la dose de deux à quatre cuillerées, suivant la force du sujet, dans une tasse de bouillon aux herbes, de veau ou de thé léger, a fourni des évacuations critiques dont le résultat a constamment été le prompt rétablissement des malades.

Après chaque selle obtenue, il est nécessaire de boire quelques tasses de tisane pour faciliter l'action du médicament. Le jour de cette purgation, les malades ne devront se permettre qu'une alimentation très-légère.

Lorsque le malade est en pleine convalescence, qu'il commence à manger, il ne faut pas croire pour cela qu'il faille cesser brusquement l'emploi des moyens indiqués.

Il est essentiel que les frictions soient continuées, encore longtemps, et surtout l'usage de l'élixir antirhumatismal; mais on réduira la dose quotidienne à une demi-cuillerée à café, dans un liquide approprié, l'expérience nous ayant démontré que cette médication continuée à petites doses, dites altérantes, pendant plus ou moins de temps, était celle qui consolidait davantage les guérisons.

On ne doit pas perdre de vue, malgré cela, que la conduite à tenir dans toutes les maladies doit toujours être subordonnée à la constitution du sujet.

Imbus des principes que nous venons d'exposer, nous ne craignons pas d'avancer que, dans les nombreux cas de rhumatismes pour lesquels nous avons été appelés, nous avons eu le bonheur de ne voir qu'un petit nombre de récidives ; et encore ces récidives ne se sont-elles montrées que chez des gens livrés à de nombreux excès, ou qui dans la convalescence, négligeant nos avis, avaient cessé trop tôt l'usage des moyens prescrits.

SECTION II.

TRAITEMENT DU RHUMATISME CHRONIQUE ET MUSCULAIRE.

Si dans le traitement du rhumatisme articulaire aigu nous sommes avares de la saignée, dans le rhumatisme chronique nous l'employons encore bien moins. Nous faisons tout au plus quelques légères applications de sangsues, quand l'indication est bien formelle, mais le plus souvent nous n'avons pas recours à ces moyens.

Dans cette forme de rhumatisme, au lieu de boissons tempérantes, nous faisons prendre pour tisane au malade une décoction de bois de gaïac (soixante grammes par litre d'eau), et nous donnons tous les matins et tous les soirs dans une tasse d'infusion de verveine du Canada une cuillerée à café d'élixir antigoutteux et antirhumatismal.

Souvent lorsque nous avons affaire à des tempéraments lymphatico-sanguins, à des sujets dont la corpulence est forte, ou bien à des malades blonds, bouffis, dont la peau œdémateuse garde quelque temps l'empreinte du doigt qu'on a posé sur elle, à des sujets enfin dont la constitution est profondément lésée par les produits morbides accumulés dans leur économie, sous l'influence d'un affaiblissement de la puissance excrétoire : en présence de cette altération marquée de la santé générale, nous commençons par administrer à ces malades quelques cuillerées du purgatif prophylactique déjà cité.

Les selles abondantes, qui sont la suite de cette ingestion proportionnée aux forces du malade, ont pour effet immédiat de relever les forces de l'organisme, en stimulant les intestins, en les débarrassant par la force de contraction particulière qui leur est attribuée des sécrétions altérées qui séjournaient en eux, qui paralysaient leur action; en un mot ces évacuations préparent favorablement l'économie à l'emploi de l'élixir, et par suite rendent plus facile la cure radicale de l'affection.

Les médicaments topiques sont aussi des plus utiles pour guérir les douleurs chroniques des articulations, ou pour résoudre les engorgements nombreux et fréquents qui font le désespoir des malades.

A cet effet on a beaucoup vanté dans ces derniers temps les vésicatoires volants; bien que nous en ayons obtenu nous-mêmes quelque succès, nous avons été quelquefois forcés d'y renoncer à cause de la grande douleur que développait leur emploi chez des personnes nerveuses, irritables, surtout chez les femmes.

Aussi avons-nous eu constamment recours, lorsqu'il s'est agi de faire résoudre les amas de matière blanchâtre, gélatineuse, déposés dans les articulations, à des cataplasmes de feuilles de chou rouge, préparés comme il a été dit plus haut (Traitement des accès de goutte aiguë), à la surface desquels nous versions quelques cuillerées d'élixir antirhumatismal.

Ou bien encore, lorsque les personnes par une cause quelconque, une faiblesse trop grande, ou une irritabilité nerveuse portée à un très-haut degré, n'ont pu supporter ces cataplasmes, dont l'emploi doit être continué jusqu'à résorption compléte, nous avons prescrit des frictions quotidiennes deux fois par jour sur le point endolori.

Ces frictions, pour le cas spécial, étaient composées d'élixir antigoutteux et antirhumatismal, d'essence savonneuse, et d'eau de la reine de Hongrie, le tout mélangé par parties égales.

En résumé, tel est notre mode de traitement des affections rhumatismales. Nous n'avons pas cru devoir faire des chapitres spéciaux pour le traitement du *torticolis, de la pleurodynie, du lumbago, de la sciatique, etc., etc.*

Chacun, en reconnaissant avec nous que ces maladies ont une seule et même source, trouvera facilement dans l'exposé du traitement que nous venons de faire les renseignements nécessaires pour soigner convenablement ces diverses affections; et en ne perdant point de vue les modifications réclamées par chaque tempérament, le médecin, par notre médication, conduira d'une manière sûre et constante ses malades vers une guérison radicale. Nous ne cesserons pas toutefois en terminant de redire à tous ceux qui souffrent des maladies que nous venons d'étudier dans leurs causes et dans leur traitement, qu'une guérison solide, permanente et radicale, n'est possible qu'à la condition de s'astreindre à suivre rigoureusement le régime diététique que nous avons prescrit, et de prendre pour leur santé les précautions hygiéniques que nous avons indiquées.

CHAPITRE XII.

Traitement de la Goutte larvée ou des maladies congénères.

Notre intention n'est pas dans ce petit ouvrage, entièrement consacré à la goutte et au rhumatisme; de décrire le traitement que réclame chacune des maladies congénères en particulier.

Il nous faudrait pour cela plus d'espace que nous n'en avons à notre disposition. Ensuite les symptômes, les effets de ces maladies étant excessivement variés, pour traiter chacune de ces maladies avec soin, nous serions forcés d'entrer dans d'immenses détails que repousse le cadre que nous nous sommes tracé. Ce sera donc la matière d'un travail ultérieur assez considérable que nous nous proposons de publier. Pour le moment, reconnaissant à la gravelle, à l'asthme, à la migraine, à l'apoplexie, à certaines surdités, la même origine qu'à la goutte, sous la réserve d'un développement de causes moindre, ou modifié par certains éléments inappréciables, nous nous contenterons de dire seulement aux personnes affectées de ces maladies que leur guérison repose en partie sur l'observance du régime diététique et des soins hygiéniques que nous venons de tracer dans les chapitres y relatifs.

Cependant pour calmer les douleurs que produit la *gravelle*, pour faire attendre plus patiemment la guérison qu'apportera sans nul doute le régime diététique, nous conseillons aux personnes affectées de cette maladie de prendre, le matin à jeun et le soir, un verre de vin de grémil (*lithospermum offic. L.*), à leur repas de couper le vin avec de l'eau, dans laquelle on aura fait dissoudre dix ou quinze grammes de bi-carbonate sodique par litre, et de suivre pour leur alimentation les règles décrites au chapitre du régime diététique pour les tempéraments avec prédominance alcaline.

Si la gravelle existait avec complication d'un rhumatisme goutteux de la vessie, il serait convenable, tout en traitant les symptômes généraux, de faire prendre au malade l'élixir antigoutteux, à la dose d'une petite cuillerée à café, le soir et le matin, suivant la force du malade, et cela pendant dix ou quinze jours, après lesquels on se reposerait une semaine ou deux, pour recommencer si le rhumatisme n'était pas guéri entièrement.

Dans l'*asthme* il convient de suivre à peu près le même traitement que celui indiqué pour la période des sympômes précurseurs de la goutte, car les asthmatiques pressentent l'apparition des accès de leur maladie comme les goutteux.

La méthode curative doit être la même, sauf les modifications que réclame le malade.

Il sera aussi très-utile de prescrire, lorsqu'il y aura réplétion, quelque cuillerées, du purgatif prophylactique, dans une tasse de thé léger; ce révulsif, en débarrassant les premières voies obstruées par les mucosités épaisses, grises ou verdâtres, que nous avons signalées, rend une énergie inaccoutumée aux intestins dont les fonctions, paralysées en partie, avaient déterminé vers les bronches l'afflux de ces liquides mucoso-glaireux.

Ce purgatif, surtout chez les personnes replètes, sera réitéré tous les deux mois au moins. Ce jour la diète des malades sera fort légère.

La *migraine*, produite par l'abondance des sucs gastriques altérés, est une maladie nerveuse qui cède presque toujours à l'emploi bien entendu des toniques et des purgatifs.

Ainsi chez les femmes, quelques cuillerées de sirop de quinquina au vin d'Espagne par jour ont suffi pour éloigner et juguler les accès de migraine, souvent pour longtemps.

Chez d'autres malades plus forts et d'une constitution molle, lymphatique, avec réplétion sanguine, le sirop de quinquina n'a réussi qu'après avoir été précédé d'une ou de plusieurs purgations réitérées à quelques jours d'intervalle.

Tantôt, comme dans les tempéraments lymphatico-sanguins, c'était une médication aloétique (*Scoth Pills*), dont l'action se porte en partie sur les gros intestins que nous prescrivions, tantôt, comme chez les personnes à tempérament mou, bouffi, hydropique, c'était le purgatif prophylactique qui réussissait mieux.

Lorsque après ces moyens employés, le mieux n'était pas arrivé, c'était que l'élément goutteux prédominait ; alors nous prescrivions l'élixir anti-goutteux à dose altérante, une demi-cuillerée à café le soir au coucher, dans une infusion de verveine du Canada, pendant dix à quinze jours. Nous avons toujours trouvé bien rare que la migraine ne cédât pas à ces moyens.

La *surdité* accidentelle, celle en un mot non due à une carie de la chaîne des osselets, mais bien à une induration morbide du tympan, à l'oblitération de la trompe d'Eustache, provoquées par un afflux d'humeurs, une pléthore générale, une inflammation chronique des amygdales, traitée de la même manière que nous venons d'expliquer pour la migraine, sera presque constamment et promptement guérie, surtout si l'on combine ces moyens avec les suivants : introduction dans la bouche ou dans le nez, à l'aide d'un tube, de la vapeur d'eau, ou celle d'une infusion aromatique, plusieurs fois par jour, à l'effet de dilater la trompe d'Eustache, et de ramollir la membrane du tympan indurée ; insufflation de sulfate d'alumine, une ou deux fois par jour, sur les amygdales, dans le but de les ramener d'un état hypertrophié à l'état primitif.

L'*apoplexie*, cette affection si redoutable qui nous surprend au milieu des jouissances de la vie, au milieu de la plus belle santé, peut être éloignée par les précautions suivantes, et d'autant mieux qu'il existe toujours des symptômes précurseurs de l'attaque, tels que des tintements d'oreilles, des étourdissements, un penchant continuel pour le sommeil, des fourmillements dans les membres, des inquiétudes générales.

Ainsi il convient aussitôt qu'on aperçoit la présence de plusieurs de ces symptômes (car jamais ils n'arrivent seuls), il convient, disons-nous, de se faire pratiquer une saignée; le lendemain on prend quelques cuillerées à bouche du purgatif prophylactique, dans une tasse de bouillon aux herbes, et l'on favorise les évacuations par de la tisane d'orge miellée, ou ledit bouillon aux herbes. S'il est nécessaire, au bout de quelques jours, on réitère le purgatif.

Chez les personnes pléthoriques, à tempérament sanguin très-prononcé, cela est souvent nécessaire. Le régime, pendant un certain laps de temps, doit être presque tout végétal. Le café, les liqueurs, les mets épicés doivent être proscrits rigoureusement.

Si l'attaque d'apoplexie était survenue sans que le malade eût combattu les symptômes précurseurs, ou malgré qu'il l'eût fait, il serait nécessaire de traiter les accidents consécutifs, tels que l'hémiplégie, la paralysie de la langue, la surdité, par l'usage de l'élixir antigoutteux, pris le soir dans une tasse d'infusion de verveine du Canada, chaude et sucrée.

L'élixir serait donné à la dose d'une cuillerée à bouche ou à café suivant la force du sujet, pendant dix à douze jours; après quoi, repos de quelque temps, pour recommencer encore si la guérison n'était pas complète.

Il est bon de prescrire aux personnes qui possèdent le tempérament que nous venons de décrire, et que nous pourrions appeler *apoplectique*, l'usage tous les mois, ou tous les deux mois, de quelques pilules d'Anderson (*Scoth Pills*), ou mieux quelques cuillerées du purgatif prophylactique. Cet usage, combiné avec celui de la diète prescrite au chapitre du régime diététique, constitue le meilleur préservatif de cette redoutable maladie.

Nous terminerons ici les quelques détails dans lesquels nous sommes entrés relativement au traitement que nous mettons en usage contre les maladies dépendant selon nous d'une diathèse goutteuse; nous pensons qu'il suffira de ce simple aperçu pour que le médecin par lequel nos idées seront acceptées garantisse de tout accès de goutte, de toute attaque de goutte larvée, les malades qui se seront confiés à lui, qui auront suivi le régime prescrit.

Et si les conseils que nous venons de donner ne devaient avoir que peu de retentissement, et conséquemment ne devaient guérir que peu de goutteux, nous avons besoin de le déclarer en finissant, nous serions encore amplement récompensés de notre travail, puisqu'en partie nous aurions réalisé l'espérance de Sydenham, conçue en ces mots, par lesquels il termine son grand travail sur la goutte. « *Non his majora » promitto, quamvis a longâ cogitationum serie, » quas huic rei impendere tantum sum coactus, » inducar credere remedium quandoque inven- » tum iri.* »

AVERTISSEMENT.

Nous n'avons pas cru nécessaire de consigner à la suite de ce que nous venons d'écrire les observations des guérisons que nous avons obtenues par notre mode de traitement; trop souvent un charlatanisme grossier s'est emparé de ce moyen, pour que nous n'ayons pas eu quelque scrupule de nous en servir.

Dans une édition subséquente, s'il était nécessaire d'éclairer par l'exemple, de persuader quelques malades obstinés à garder leurs douleurs, ou de combattre l'opinion qu'il est dangereux de guérir la goutte (opinion à laquelle cette fois nous n'avons pas osé nous arrêter un instant), nous produirions des observations suffisantes pour lever toute crainte, pour anéantir toute incertitude, pour convaincre les malades ou les médecins les plus incrédules.

Les malades des départements qui désireraient se faire traiter par correspondance sont priés de s'adresser (franco) à M. ASTIER, docteur médecin de la faculté de Paris, rue du Midi à Vincennes, banlieue de Paris. Ils devront énoncer leur âge, leur sexe, leurs habitudes, la nature de leurs douleurs, le siége de la maladie, et la date de la première invasion des attaques.

Les médicaments énoncés dans les chapitres relatifs aux divers traitements sont préparés par MM. Lebel frères, pharmaciens à Vincennes (banlieue de Paris), sous les yeux et selon la formule du docteur ASTIER.

On ne devra confiance qu'aux médicaments dont l'étiquette sera revêtue de la signature de Lebel frères. Les vases et leurs capsules porteront, les vases, ces mots, ÉLIXIR LEBEL, *les capsules,* PHARMACIE LEBEL. *Les médicaments seront en outre toujours accompagnés de l'ouvrage actuel.*

TABLE DES MATIÈRES.

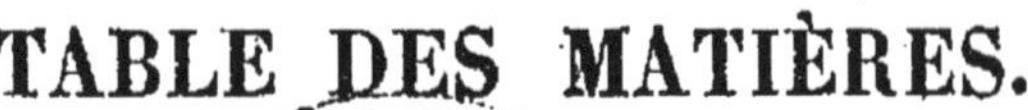

CHAPITRE VI.

CHAPITRE VII.

CHAPITRE VIII.

CHAPITRE IX.

CHAPITRE X.

CHAPITRE XI.

CHAPITRE XII.

FIN DE LA TABLE DES MATIÈRES.

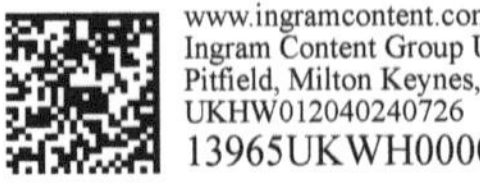
www.ingramcontent.com/pod-product-compliance
Ingram Content Group UK Ltd.
Pitfield, Milton Keynes, MK11 3LW, UK
UKHW012040240726
13965UKWH00003B/934